El gran libro de la respiración

El gran libro de la respiración

40 EJERCICIOS DE RESPIRACIÓN CONSCIENTE PARA SERENAR, EQUILIBRAR, SANAR Y RENDIR AL MÁXIMO

Riche Bostock

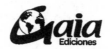

Gaia Ediciones

Se han modificado algunos nombres y detalles personales. Todo parecido con personas reales es mera coincidencia. Los consejos que se dan en este libro no sustituyen a la atención médica. Las técnicas de respiración pueden tener efectos físicos poderosos sobre tu cuerpo. Si padeces algún trastorno de salud, deberías consultar con tu médico antes de probar las técnicas que se exponen en este libro.

Título: *Exhale*

Traducción: Alejandro Pareja Rodríguez

Diseño de portada: equipo Grupo Gaia

© 2020, Richie Bostock por el texto
© 2020, Tina Evangelides por las ilustraciones

Los nombres y detalles de las personas nombradas han sido cambiados. Cualquier semejanza con identidades reales es pura coincidencia.

Publicado originalmente como Exhale en 2020 por Penguin Life, un sello de Penguin General.
Penguin General forma parte del grupo Penguin Random House.

Publicado por acuerdo con Penguin General, una división de Penguin Books Limited, Londres, Reino Unido.

De la presente edición en castellano:
© Distribuciones Alfaomega S. L., Gaia Ediciones, 2021
    Alquimia, 6 - 28933 Móstoles (Madrid) - España
    Tels.: 91 614 53 46 - 91 614 58 49
    www.grupogaia.es - E-mail: grupogaia@grupogaia.es

Primera edición: noviembre de 2021

Depósito legal: M. 20.060-2021
I.S.B.N.: 978-84-8445-946-0

Impreso en España por: Artes Gráficas COFÁS, S.A. - Móstoles (Madrid)

Índice

Introducción. Cambia tu manera de respirar
y cambiarás tu vida   13

1. **Nacidos para respirar**   19
   ¿Qué es la respiración consciente?   30

2. **¿Cúal es tu estilo de respiración?**   37
   Familiarízate con tus músculos respiratorios
       primarios   40
   ¿Por la nariz o por la boca?   46
   Aprende a reconocer los diversos estilos
       de respiración   47
       La respiración inversa   47
       La respiración torácica   49
       La respiración abdominal   50
       La respiración diafragmática   51
   Entonces, ¿cómo debes respirar?   57
   Haz las tres pruebas de respiración   58

3. **El programa de 21 días** *Respirar bien*   71
   15 minutos de ejercicio para el *core*   74
       Torsiones de pectorales   75
       Perros verticales   76
       Flexión hacia delante   77

Gato-vaca 79
Postura de la puerta 81
Contracción y relajación del psoas 83
Torsión de columna 85
5 minutos de ejercicio para el enfoque 96
Rodillo de espuma 97
Respiración abdominal con peso 98
Ejercicio del baile del dióxido de carbono 100
Resumen 103

**4. Tu juego de herramientas cotidianas
para la respiración consciente** 107
Acostúmbrate a la escala del volumen
respiratorio (VR). 110
El primer paso de la respiración consciente:
la conciencia de la respiración 111
Motivación para la mañana 114
Estimulantes para la tarde 116
Anuladores del estrés 119
Tranquilizantes de noche 125

5. Un mundo de técnicas respiratorias 133
Bienestar mental 137
La ira y la frustración 137
Tensión al volante 139
Sentirte nervioso 141
Ansiedad y ataques de pánico 143
Ansiedad de rendimiento / miedo escénico
/ miedo a hablar en público. 145

El ensayo mental 148

La toma de decisiones 150

La creatividad 153

Enfoque y concentración 156

La meditación 158

Rendimiento en el deporte 161

Obtén los beneficios de la respiración nasal 161

Los secretos del óxido nítrico 162

Simular el entrenamiento en altura en

el patio de tu casa 164

Recuperación después del ejercicio 168

Salud física 169

Mejor sexo 169

Dejar de fumar 173

Dolores de cabeza y migrañas 175

Asma 177

Tensión arterial alta (hipertensión) 179

Dolor 180

Resaca 182

Náuseas y mareo en los viajes 184

El Método Wim Hof (MWH) 186

Enfermedades autoinmunes (AI) 187

Endometriosis 190

Dolor y fatiga crónicos 192

Síndrome del intestino irritable (SII) 194

El mal de altura 195

La Respiración Consciente Integrativa 199

Respiración Transformacional Integradora

en Antalya 201

Rebirthing en Baja California (México)   202

Respiración Holotrópica en Basilea   203

*Respiración Biodinámica y Sistema de Liberación
   del Trauma (BBTRS) en Bali*   205

Conclusión   209

Más información   211

   Lecturas recomendadas   211

   Referencias   213

Agradecimientos   215

Índice temático   217

Para mis padres, Yujin y David:
este libro existe por vosotros

Entonces Dios formó al hombre del barro del suelo y sopló en su nariz aliento de vida y fue el hombre un ser viviente...

Génesis 2, 7

... y, después, al hombre se le olvidó.

RICHIE BOSTOCK

Introducción
Cambia tu manera de respirar y cambiarás tu vida

¿No te has preguntado nunca por qué respiras? Quizá te parezca que la respuesta es evidente: ¡tenemos que respirar para sobrevivir! Pero ¿no es posible que respirar sea algo más que introducir oxígeno en tu cuerpo?

Respiras entre 17 000 y 29 000 veces al día, lo que equivale a entre 6 y 10 millones de respiraciones al año. Si hicieras cualquier otra cosa con tanta frecuencia, lo más probable es que ya te hubieras hecho una idea de por qué y de cómo lo haces. Por eso no deja de extrañarme lo mal que entiende la gente este acto esencial de la vida que practicamos a diario y a cada momento.

La verdad es que la mayoría de nosotros somos tan poco conscientes de nuestra respiración que no nos damos cuenta de que podemos desarrollar con el tiempo, o incluso en un momento dado, unos hábitos respiratorios disfuncionales que destruyen poco a poco nuestra salud y felicidad y que se manifiestan en forma de síntomas físicos y mentales, síntomas que van desde la fatiga, los dolores de cabeza, los problemas digestivos y los trastornos del sueño hasta el estrés y la ansiedad crónicos.

Se calcula que un 60 %, aproximadamente, de las salidas de emergencia de ambulancias en las grandes ciudades de los Estados Unidos están relacionadas con trastornos asociados a la respiración[1]. En palabras de Donna Farhi, instructora de yoga de fama mundial: «Basta con echar una ojeada por las calles de cualquier ciudad para darse cuenta de hasta qué punto nos están cortando la respiración, literalmente, los cinturones apretados, los cuerpos apretados y los horarios apretados».

Pero hay esperanza. Fíjate en cómo respira un niño de uno a tres años; observa su respiración abierta y fluida. Con un poco de conocimiento y de práctica podrás recuperar la buena forma de tu propia mecánica respiratoria y devolverla a su estado original y óptimo. Es como aprender cualquier otra habilidad. Y este libro te ayudará a conseguirlo.

Sin embargo, la cosa no termina aquí. Piensa que la respiración es como una herramienta multiusos que lleva incorporada tu cuerpo. Es un instrumento que te puede servir en muchas situaciones y que puede mejorar tu salud física y mental, tu rendimiento y tu bienestar emocional. Ya seas una madre o un padre con falta de sueño, un ejecutivo o empresario estresado, o un deportista de élite, sea cual sea tu situación, te bastará con aprender a servirte del instrumento de tu respiración de la manera más natural para que se produzcan cambios espectaculares en tu vida. Piénsalo: si se te ofrece todo esto a cambio de una tarea tan sencilla como es respirar unas cuantas veces de una manera determinada, ¿a qué esperas?

En definitiva, lo que te presento en este libro son conocimientos y técnicas esenciales, fruto de mis años de estudio y de trabajo con la respiración. He condensado la experiencia de muchos maestros modernos de la respiración consciente, entrenadores de deportistas de élite, psicólogos, terapeutas, investigadores, médicos y profesionales de la sanidad en una guía sencilla que te enseñará, paso a paso, a empezar a respirar con un propósito determinado.

Creo que todos deberíamos ser partícipes de estos conocimientos extraídos de la sabiduría antigua y de los últimos avances científicos. Al fin y al cabo, todos respiramos. Este libro te servirá de punto de partida para desplegar toda la fuerza y las posibilidades de tu respiración. Ya cuentas con ellas, ¡así que bien puedes empezar a aplicarlas!

Para empezar, en el **capítulo 1** no pretendo más que animarte a considerar que estás emprendiendo tu propia exploración de un mundo nuevo, lleno de posibilidades apasionantes.

Cuando era niño me encantaban todos los libros, películas o programas de televisión en los que salieran personas con capacidades extraordinarias. Me gustaban desde las películas de superhéroes dotados de fuerza o de velocidad sobrenaturales hasta los libros que trataban de brujos y brujas capaces de hacer magia increíble, puesto que me hacían imaginar que la gente tenía unos poderes ocultos insospechados. Creo que soñaba en secreto con ser poseedor de algún superpoder en estado latente que esperaba el momento adecuado para manifestarse.

Han pasado los años y sigo sin ser capaz de volar ni de levantar montañas. Pero en el **capítulo 1** verás cómo una serie de acontecimientos interesantes me llevaron a explorar un camino y a investigar un superpoder de la vida real que resulta que todos poseemos, pero que muy pocas personas saben emplear. Un superpoder que puede:

- Aportarte más energía natural que el próximo café bien cargado que te tomes.
- Ayudarte a pensar con más claridad y a ser más creativo.
- Acallar tu mente ajetreada y hacerte encontrar la calma, hasta en las situaciones más estresantes.
- Darte acceso a estados de flujo meditativo en cuestión de minutos, aunque no hayas practicado nunca la meditación.
- Aumentar tu resistencia deportiva.

- Ayudarte a dormir mejor.
- Y darte dicha y felicidad.

Parece francamente increíble, ¿verdad? Pues lo cierto es que ya lo tienes, delante de tus narices, y lo único que debes hacer es activarlo.

En el **capítulo 2** te hablaré de los diversos hábitos y conductas relacionados con la respiración y te indicaré los pasos que puedes dar para evaluar tu propia respiración y determinar si lo estás haciendo bien.

En el **capítulo 3**, teniendo presente la autoevaluación que habrás llevado a cabo, te proporcionaré un programa de 21 días a tu medida, llamado *Respirar bien*, que optimizará por completo tus hábitos respiratorios y te transformará.

El resto del libro se dedica a proporcionarte las mejores técnicas y estrategias de respiración consciente que he aprendido y desarrollado y que puedes introducir con facilidad en tu propia vida.

En el **capítulo 4** encontrarás las técnicas esenciales para el día a día. Pero no queda aquí la cosa. En el **capítulo 5** descubrirás una amplia gama de técnicas que te resultarán útiles en situaciones muy diversas: desde calmarte durante un ataque de pánico o mejorar tu rendimiento deportivo, pasando por aliviar la resaca, hasta facilitar el tratamiento de muchas enfermedades y trastornos crónicos. Terminarás disponiendo de toda una variedad de técnicas que podrás aplicar a las diversas necesidades de tu vida y a tu situación concreta. Empiezas a vivir con tu primer aliento. Dejas la vida con el último. El modo en que respiras entre esos dos alientos puede tener unas repercusiones profundas sobre tu forma de vivir. En este libro te explicaré por qué, y te enseñaré a respirar con un propósito determinado.

El mundo antiguo se topa con el nuevo: la sabiduría tradicional se suma a la ciencia moderna

La respiración es la única función de nuestro cuerpo que se produce de manera completamente automática y, aun así, podemos controlar por completo. Esto no es un accidente de la naturaleza, es un elemento del diseño del ser humano. Muchas tradiciones antiguas fueron conscientes de esta particularidad y crearon prácticas basadas en la respiración y dirigidas a mejorar la calidad de la salud física, mental y emocional.

El *pranayama* es una disciplina yóguica bien conocida. Se trata de un sistema de ejercicios de respiración dirigidos a trabajar con lo que los sabios hindúes llamaban el *prana*, la energía de la fuerza vital.

Otras muchas culturas del mundo, entre ellas la tibetana, el sufismo, el taoísmo y las sociedades chamánicas, desarrollaron sus propias técnicas sagradas de respiración como medio para encontrarse mejor o incluso para alcanzar estados visionarios y experiencias espirituales.

En algunas de las lenguas más antiguas se recalcaba, incluso, la importancia de la respiración como elemento esencial del estado de un ser. En griego antiguo, el alma se llamaba *psyché pneuma*, que también significa «aliento». En latín, *anima spiritus* también significa «alma» y «aliento».

En la época moderna, la respiración ha sido olvidada y dejada de lado por considerar que se trata de algo «que pasa, sin más» para que sigamos vivos.

Pero ahora, con los adelantos constantes de la ciencia, cada vez se publican más investigaciones que confirman lo que ya sabían desde hacía siglos las tradiciones antiguas: que nuestra manera de respirar tiene repercusiones significativas sobre nuestra calidad de vida.

Los profesionales de la salud mental han sido los primeros en aplicar las técnicas de respiración como un sistema eficaz de terapia emocional que ha ayudado a superar desafíos mentales y emocionales tales como los traumas, la ansiedad y la depresión.

Cada vez son más los deportistas y los equipos deportivos que adoptan prácticas de respiración para obtener ventajas sobre sus rivales. Los deportistas sincronizan el ritmo o cadencia de su paso, de sus brazadas o de su pedaleo con su respiración para mejorar sus resultados. Los boxeadores profesionales y los luchadores de artes marciales mixtas emplean técnicas de respiración entre los asaltos para recuperarse lo antes posible y estar preparados para el asalto siguiente. Todas estas técnicas antiguas y modernas son lo que llamamos respiración consciente.

En palabras del doctor Andrew Weil, célebre médico y autoridad mundial en medicina integrativa:

Si solo pudiera dar un consejo sobre cómo tener una vida más sana, el consejo sería aprender a respirar como es debido.

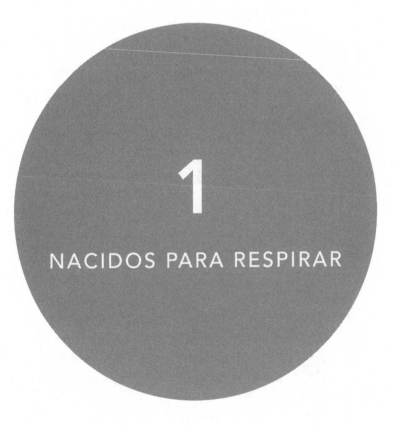

1

NACIDOS PARA RESPIRAR

Cuando me bajo del hielo y entro en el agua a cero grados siento como si me clavaran en la piel mil agujas hipodérmicas a la vez. Siento una descarga eléctrica que recorre mi sistema nervioso y entro en modo de «lucha, huida o parálisis». Todos los músculos de mi cuerpo se ven obligados a tensarse. Apenas soy capaz de respirar. Pero no soy el único.

El instructor del Método Wim Hof (MWH) me dice que haga todo lo posible por relajarme, por centrarme en mi respiración y por respirar hondo y despacio. Cuando consigo recobrar de nuevo el aliento y ralentizo la respiración ya no me resulta tan insoportable el frío. Me relajo, soltando sucesivamente los nervios tensos, uno a uno, hasta que me siento como una medusa que flota en el hielo. Cada vez que vuelvo a meterme en el agua, me limito a centrarme en mi respiración, a relajarme y a entregarme al momento. Aunque el frío nunca resulta agradable, llega a ser extrañamente soportable.

Déjame contarte cómo llegué hasta aquí.

La búsqueda de respuestas a las grandes preguntas de la vida me ha apasionado desde siempre, que yo recuerde. ¿Cuál es la naturaleza de la realidad? ¿Cómo surgió el universo y por qué existimos en él? Solía preguntar estas cosas a mis padres, con la esperanza de obtener respuestas. Sin embargo, su respuesta más habitual era: «Piensas demasiado». A los dieciocho años ya me había pasado muchas horas leyendo, viendo y escuchando material sobre filosofía, espiritualidad, psicología y desarrollo espiritual. Pero a los veintitantos me seguía pareciendo que ni siquiera me había aproximado a encontrar la respuesta a ninguna de mis preguntas, y esto me dejaba insatisfecho y contrariado.

Llevaba casi seis años trabajando en una empresa internacional de consultoría, en Australia, y tenía grandes ilusiones de avanzar en mi carrera profesional, viajar por todo el mundo y gozar de todas las ventajas materiales que se alcanzan cuando formas parte de una gran empresa. Si bien el trabajo me gustaba en parte y me llevaba bien con mis compañeros, al cabo de años de quedarme hasta tarde en la oficina, aguantando a base de cafeína, empezó a resultarme evidente que las semanas laborales de ochenta horas bajo la luz de los fluorescentes no eran mi destino en este planeta.

Una de las mayores bendiciones de mi vida han sido mis padres, que siempre han estado dispuestos a escucharme y a apoyarme en lo que pueden. Cuando les confié mis dudas, me dieron un sabio consejo: que dejara el trabajo una temporada, que abandonara mi rutina y mi entorno habitual y fuera a algún lugar completamente distinto para despejarme la cabeza. Cuando te sientes perdido o sumido en una rutina, si te distancias de tu entorno habitual, puedes dejar atrás tus viejas pautas mentales y emocionales, con lo que te resultará más fácil identificar con claridad los puntos problemáticos y lo que tienes que cambiar. Aquel consejo me sirvió como punto de inflexión para emprender una nueva vida.

Se daba la circunstancia de que un buen amigo mío acababa de regresar del Perú, donde había hecho voluntariado en orfanatos. Cenamos juntos una noche, y me contó muchas anécdotas de sus experiencias. Escuchándole, algo me decía dentro de mí que una experiencia como aquella, de servicio a los demás en otra parte del mundo y en una cultura distinta, era precisamente lo que yo debía hacer en aquella etapa de mi vida. Le pedí que me ayudara a presentarme como voluntario en los orfanatos en los que había colaborado. Por suerte, mi jefe accedió a concederme una excedencia indefinida, y al cabo de nueve días ya estaba en un avión rumbo a Perú.

En el avión me aplastó como una maza la angustia de adentrarme en algo completamente desconocido, dejando atrás todo lo que conocía y me resultaba familiar. Me parecía que me iba a saltar el corazón del pecho, sentía mi respiración acelerada e irregular mientras me daban vueltas en la cabeza todo tipo de dudas, preocupaciones y preguntas acerca de aquel lío en el que me había metido. A pesar de todo, mi instinto me decía que aquel momento de mi vida sería como una encrucijada, y que cuando regresara ya nada volvería a ser lo mismo. Aquella sensación me producía terror, pero decidí entregarme a ella y aceptarla. Como iba a un lugar donde nadie me conocía, tenía la oportunidad de dejar a un lado todo lo que yo creía saber acerca de mí mismo y empezar de nuevo.

Acabé por pasar casi tres meses en Perú, haciendo voluntariado y viajando por el país. Aquella experiencia fue transformadora. Aprovechando la oportunidad de ser yo mismo por completo, sin tener en cuenta las expectativas de la gente de mi entorno habitual, me fui desarrollando hasta convertirme en una persona completamente distinta. Cada mañana, al despertarme, me decía a mí mismo: «¡Olvídate de quien crees que eres!». Al abandonar toda idea preconcebida sobre cómo debía o tenía que ser, solía sorprenderme a mí mismo empezando a pensar, a sentir o a actuar de maneras muy distintas. ¡Hasta cambió mi manera de reír!

Pero yo sabía que cuando regresara a mi entorno habitual estaría sometido a presiones que me forzarían a retomar las viejas costumbres que me habían vuelto infeliz (¿cuántas veces, estando de vacaciones, te has sentido inspirado a hacer algo en el momento en que volvieras a casa, pero te has olvidado de ello una vez allí?). No obstante, yo había vuelto a conectar entonces con una parte de mí mismo que había ignorado durante mucho tiempo, y mi intuición me decía que iba a tener que realizar cambios muy importantes. Y que, si no los hacía enseguida, podía volver a caer en las viejas costumbres.

En un momento de inspiración (¿o de desesperación?), en los primeros diez días a partir de mi regreso a casa dejé mi trabajo, puse fin a una larga relación de pareja, vendí todo lo que tenía, salvo una maleta con ropa, y decidí que quería marcharme de Australia y trasladarme al extranjero. Mis padres vivían por entonces en Hong Kong y me propusieron que viviera con ellos hasta que hubiera resuelto cuál sería mi siguiente paso. Como no se me ocurría nada mejor, me trasladé a Hong Kong.

La verdad era que yo no contaba con ningún plan ni tenía idea de lo que estaba haciendo. Pero confiaba en mi intuición y me sometí a lo desconocido. Siguiendo de nuevo mi instinto, llegué a la conclusión de que quería crear páginas webs y *apps* para teléfonos móviles. Resultó ser una decisión inspirada. El trabajo como desarrollador web autónomo me otorgaba la flexibilidad necesaria para el viaje que tenía por delante.

Fue en aquella época cuando mi familia recibió una noticia que nos trastornó radicalmente. Diagnosticaron a mi padre esclerosis múltiple (EM), una enfermedad autoinmune que deteriora poco a poco el sistema nervioso y no tiene cura. Lo que más miedo nos daba era que mi abuela también había padecido EM y nuestra familia ya había experimentado de primera mano cómo esta enfermedad podía incapacitar a una persona. Sin embargo mi abuela, hasta el día en que nos dejó, fue la persona más fuerte y positiva que he conocido en mi vida, y todavía me acuerdo de ella siempre que necesito coraje.

Como mi padre no tenía ningún plan de tratamiento establecido para la EM, mi madre y yo nos pusimos a buscar en internet cualquier información o consejo que pudiera resultarle útil, desde tratamientos alternativos hasta cambios en los hábitos de vida. Nunca deja de maravillarme cómo un solo libro, un documental o un *podcast* pueden cambiar por completo el rumbo de tu vida. Y esto fue precisamente lo que me pasó a mí.

Un día estaba escuchando un *podcast*, una entrevista a un hombre llamado Wim Hof, un holandés fascinante al que suelen llamar *el Hombre de Hielo*. Tiene más de veinte récords mundiales en actividades relacionadas con la exposición al frío; entre otras cosas, ha pasado cerca de dos horas sumergido en un baño de agua helada y ha escalado el Everest hasta los 6700 metros de altura sin más ropa que unos pantalones cortos.

En aquel *podcast*, Wim hablaba de un método que había desarrollado a partir de sus propias experiencias y que era fantástico para la salud física y mental de cualquier persona. Pero lo que me llamó la atención fue un detalle concreto: que el método era eficaz y positivo para las personas que padecían enfermedades autoinmunes, entre ellas la EM. Intrigado, me puse a investigar en qué consistía exactamente el Método Wim Hof (MWH). Descubrí que se basaba en dos elementos principales: las actividades de exposición al frío, como las duchas frías y los baños helados, y las técnicas de respiración. ¿Era posible que hacer a diario una cosa tan sencilla como darse una ducha fría y practicar unas técnicas concretas de respiración pudiera servir para ayudar a mi padre? Aquello me entusiasmó.

Como no tenía nada que perder, hablé al día siguiente con mi padre para ver si quería probarlo. Nuestra conversación fue algo así:

Yo: Hola, papá.

Mi padre: Hola, Rich.

Yo: Oye, una cosa. Hay un holandés al que llaman el Hombre de Hielo que dice que darte una ducha fría y respirar a diario te sentará muy bien para la esclerosis múltiple.

Silencio

Mi padre: ¿Me estás diciendo que con darme duchas frías y respirar un poco se me curará la esclerosis múltiple?

Yo: Bueno... sí...

Silencio más largo

Yo: Esto, mmm, nada; déjalo.

Ahora que recuerdo aquella conversación me doy cuenta de que mis palabras sonarían como una locura: ¡venir, nada menos, con que con respirar y con un poco de agua fría se podía abordar un problema que no había sabido resolver la medicina moderna! Pero, por algún motivo, mi intuición me decía a gritos que aquello era importante. Documentándome un poco más, descubrí que podía asistir aquel invierno a un cursillo de formación del MWH de una semana en Polonia. Allí aprendería la técnica y emularía todas esas hazañas locas con el frío que realizaba Wim. De manera que opté por salir en misión de reconocimiento. Iría a Polonia y me enteraría de qué iba aquello en realidad. Si me parecía útil, quizá mi padre se animaría a probarlo algún día.

Tres meses más tarde me encuentro de pie sobre el hielo, al pie de una cascada helada en Polonia. Estamos a seis grados centígrados bajo cero. Solo llevo puestos unos pantalones cortos, y hago grandes esfuerzos para no morirme. El instructor del MWH que dirige esta parte de la formación nos dice que vamos a hacer un ejercicio que consistirá en sumergirnos unos minutos en el agua a cero grados para después salir e intentar calentarnos de manera natural, con una serie de movimientos que él llama «la postura del caballo», sin dejar de estar de pie sobre el hielo, empapados. Y no lo vamos a hacer una vez ni dos, sino tres veces seguidas.

Después de nadar por tercera vez en el agua casi helada vuelvo a salir al hielo y me doy cuenta de una cosa muy rara. No tengo frío. De hecho, siento mucho calor, como si volviera a estar en una playa de Australia en pleno verano. He oído contar casos de alpinistas que se han perdido y, cuando los han encontrado, estaban sin ropa. La hipotermia puede pasar por una primera etapa en la que sientes un gran calor, aunque te estés muriendo de frío. De modo que mi mente salta a la peor conclusión posible: «Bueno, supongo que es eso. Tengo hipotermia. ¡Voy a echar a perder el cursillo para todo el grupo!».

De manera que me dirijo al instructor del MWH que tengo más cerca y le consulto: «No tengo frío; creo que estoy empezando a sudar; ¿qué me pasa?». El instructor me dedica una gran sonrisa y me dice: «¡Mírate los hombros, Rich!». Cuando miro mis hombros, veo que me sale vapor de la espalda. Vuelvo a mirar al instructor, consternado. Él se limita a explicarme que el cuerpo es capaz de mucho más, solo necesita que lo dejemos trabajar. Si nos centramos en relajarnos y en soltarnos en el agua helada, dejaremos que el cuerpo haga todo lo necesario para sobrevivir. Tomemos el caso del propio Wim. Según las mediciones que se le han realizado, aumenta su metabolismo hasta casi un 300 % para mantener estable la temperatura corporal central durante sus demostraciones. Es probable que lo que me acababa de pasar fuera una cosa similar.

Esta fue una de las diversas experiencias por las que pasé en aquella semana en Polonia y que me hicieron cambiar mis puntos de vista. Hacíamos excursiones sin más ropa que unos pantalones cortos, descalzos por la nieve, que nos llegaba a veces a las rodillas. Incluso escalamos el monte más alto de Polonia, afrontando los azotes del viento y de la nieve, en pantalones cortos. En la cumbre, la temperatura descendió a los 19 bajo cero.

Estas experiencias en el frío extremo fueron increíbles; pero el momento de todo el cursillo que resultó más profundo para mí tuvo lugar el primer día, cuando tuve mi primera experiencia de respiración consciente.

La respiración consciente (el trabajo con la respiración o Breathwork) implica tomar conciencia de tu respiración de manera intencionada y emplearla para mejorar tu salud física y mental, tu rendimiento y tu bienestar emocional.

Profundizaremos en esta definición más adelante. De momento, te diré que, cuando asistas por primera vez a una sesión de respiración consciente profunda, ya no la olvidarás nunca. Nuestro grupo bajó al sótano del hotel donde nos alojábamos. Nos tendimos en el suelo y pasamos unos 45 minutos realizando una secuencia de técnicas respiratorias dirigidas a producir grandes cambios en nuestra fisiología y a modificar notablemente nuestra manera de pensar y de sentirnos.

En mi caso, aquello no se parecía a nada que yo hubiera vivido en mi vida, ya fuera por la sensación física de zumbidos y de vibración por todo el cuerpo como por los diversos estados emocionales por los que pasé, desde la dicha y la euforia a las sensaciones de poder y de fuerza.

Cuando hubo concluido la sesión, me encontré colmado de una gran sensación de paz, de claridad y de confianza en que mi vida estaba ni más ni menos que donde debía estar y que todo iba a ser perfecto. Era como si hubiera quedado silenciado todo pensamiento de duda, sin que quedara más que una sensación dichosa de calma. Recuerdo que me pregunté: «¿Cómo es posible que me sienta tan bien solo a base de respirar? ¿Por qué no sabe esto todo el mundo?». Lo que yo no sabía era que me encontraba frente a la primera semilla de aquello que dirigiría mi vida desde entonces en adelante y durante muchos años.

Cuando regresé de Polonia, enseñé a mi padre las fotos y le conté la historia de mis experiencias. Él accedió a probarlo. Hoy, mi padre practica la respiración consciente y se da duchas frías a diario. Con ello, además de con un cambio de dieta, el avance de la esclerosis múltiple se ha detenido durante años.

Mi experiencia en Polonia, y el hecho de que la respiración estuviera ayudando a mi padre, despertó en mí la pasión por descubrir qué otras cosas hacía la gente con la respiración. A lo largo de los años siguientes estuve viajando por el mundo para recoger las enseñanzas de toda persona que estuviera haciendo algo interesante con la respiración. Esta pasión me ha hecho recorrer cinco continentes y convivir y aprender con yoguis, maestros de la respiración consciente, médicos, investigadores, psicoterapeutas, fisioterapeutas y entrenadores de deportes de élite.

No he dejado de ser testigo de los efectos transformadores que tienen lugar cuando las personas aprenden a servirse de su respiración como herramienta para producir cambios enormes en su estado físico, mental y emocional. Eso es lo que llamamos respiración consciente.

¿Qué es la respiración consciente?

Siempre que imparto clases y talleres, empiezo por preguntar a los asistentes quién ha practicado ya algo de respiración consciente. Lo habitual es que algunos levanten la mano, y entonces yo les pregunte qué han hecho. Las respuestas suelen ser muy variadas:

- *«Hago yoga, y en el yoga se practica mucho la respiración».*
- *«Soy cantante/actor, y nos centramos mucho en el modo de respirar».*
- *«Hago taichí, o qigong».*
- *«He hecho sesiones de respiración larguísimas y muy intensas para la sanación emocional».*
- *«Cuando voy a bucear tengo que prestar mucha atención a mi respiración».*
- *«O sea, yo respiro todos los días, ¿eso no cuenta?»*

Como puede verse, la gente define la respiración consciente de maneras muy distintas, y muchas escuelas o instituciones manejarán otras definiciones. Por eso, si me lo permites, voy a volver a la definición sencilla y directa de lo que creo que es la respiración consciente:

> *La respiración consciente implica tomar conciencia de tu respiración de manera intencionada y emplearla para mejorar tu salud física y mental, tu rendimiento y tu bienestar emocional.*

Esta definición cubre todas las diversas técnicas y métodos cuyo centro de atención principal es la respiración: desde las técnicas sencillas, de tres minutos, que te ayudan a sentirte relajado, pasando por las prácticas de respiración cotidianas capaces de aliviar el dolor de espalda crónico, hasta las prácticas que pueden llevarte a estados de alto rendimiento y a estados de flujo meditativo, o las técnicas para mejorar el rendimiento deportivo y los métodos para la sanación profunda.

Lo que esto quiere decir es que la respiración consciente tiene centenares de aplicaciones y miles de técnicas distintas. ¡Con independencia de quién seas y de a qué te dediques, existirán una o varias formas de respiración consciente que se convertirán en una herramienta esencial para despertar tu ca-

Cinco tipos de respiración consciente

1. RESPIRACIÓN CONSCIENTE PARA TODOS LOS DÍAS

Técnicas rápidas que puedes aplicar a lo largo de la jornada para cambiar tu estado rápidamente.

2. RESPIRACIÓN CONSCIENTE CORRECTIVA

Técnicas para corregir la mecánica de la respiración con el fin de mejorar tu manera de respirar día a día.

3. RESPIRACIÓN CONSCIENTE DE RENDIMIENTO

Técnicas para ayudarte a rendir mejor en alguna actividad físicamente exigente.

4. RESPIRACIÓN CONSCIENTE MENTE-CUERPO

Técnicas y prácticas para mejorar más aún la salud y la vitalidad física, mental y emocional.

5. RESPIRACIÓN CONSCIENTE INTEGRATIVA

Métodos de respiración consciente con fines terapéuticos, de sanación y de experiencia y exploración espiritual.

pacidad de convertirte en una versión de ti mismo más feliz, con más salud y capaz de un mayor rendimiento!

Y bien, ya sé que todo esto puede parecer francamente abrumador. Al fin y al cabo, nuestra manera de respirar tiene una importancia esencial en todos los aspectos de nuestra vida. Para simplificar las cosas, el cuadro que acompaña a esta página y que se inicia en la anterior representa mi clasificación de los distintos tipos de respiración consciente.

Ejemplos:
- Reducir el estrés, la ansiedad y los nervios (páginas 119-124 y 141-147)
- Generar más energía (páginas 116-118)
- Dormir mejor (páginas 125-130)

Ejemplos:
- Aprender a respirar con el diafragma (páginas 90-95)
- Aumentar la flexibilidad torácica (páginas 74-87 y 99)

Ejemplos:
- Aumentar el rendimiento deportivo (páginas 161-167)
- Acelerar la recuperación (página 168)
- Mejorar el canto, la danza, el arte dramático

Ejemplos:
- *Pranayama* (páginas 116-117), Buteyko (página 177), Método Wim Hof (páginas 186-198)
- Técnicas para problemas de salud (páginas 175-198)

Ejemplos:
- *Rebirthing*, Respiración Holotrópica, Respiración Transformacional, Respiración Biodinámica (páginas 201-207)

El viaje de la respiración

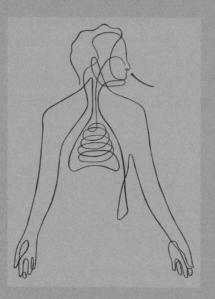

En la nariz:

Con cada inspiración sana normal introduces en tu cuerpo unos 500 a 600 ml de aire, que suele contener un 20,95 % de oxígeno. Este aire es arrastrado a través de la boca o de la nariz hasta la tráquea, que se divide en el extremo inferior en dos ramas llamadas bronquios. Estos se ramifican a su vez en bronquiolos. Los bronquiolos terminan en unas bolsas de aire minúsculas que se encuentran en los pulmones y que se llaman alvéolos.

En los pulmones:

En función del tamaño de tus pulmones puedes tener entre 300 y 600 millones de alvéolos, todos ellos rodeados de unos vasos sanguíneos minúsculos llamados capilares. La superficie de contacto de los capilares con los alvéolos si se estirara bastaría para abrir una pista de tenis o más. Es allí donde el oxígeno del aire que inspiras pasa al torrente sanguíneo.

En el corazón:

La sangre rica en oxígeno se transporta hasta el lado izquierdo del corazón, y desde allí se bombea a través de la aorta a todas las demás partes del cuerpo, por un laberinto complejo de vasos sanguíneos.

Si se dispusieran en fila todas estas venas, arterias y capilares del sistema circulatorio humano, su longitud total sería de 100 000 kilómetros, que equivalen a dos vueltas y media a la Tierra.

Así se transporta el oxígeno a todas y cada una de las células de tu cuerpo para que tenga lugar una reacción bioquímica que posiblemente es la más importante de todas las que se producen dentro de ti: la respiración celular.

En las células:

Cada una de las aproximadamente 37 000 billones de células que tenemos es como una pequeña central generadora de energía. La respiración celular es el proceso por el cual generamos energía a partir de lo que comemos y de lo que inspiramos. Esta energía permite que nuestro corazón palpite, nuestro estómago digiera los alimentos, nuestro cerebro produzca impulsos eléctricos y nuestros músculos respondan de manera óptima a la hora de correr, saltar o levantar pesos.

En la nariz:

Además de energía, la respiración celular también produce dióxido de carbono, que se transporta a través de la sangre hasta el lado derecho del corazón y es bombeado hasta los pulmones para ser expulsado mediante la espiración.

2

¿CUÁL ES TU ESTILO DE RESPIRACIÓN?

Tu manera de respirar es tan singular como tus huellas dactilares. Tienes hábitos y conductas respiratorias propias y personales que has ido desarrollando a lo largo de tu vida. Si te pareces a la mayoría de las personas, los sucesos de tu vida y las consecuencias de vivir en el seno de nuestra sociedad moderna habrán ido alterando, sin que tú lo sepas, la respiración fluida y abierta que tenías de niño hasta imponerte una pauta de respiración mucho más restringida. ¿Por qué?

- *Los pantalones, los cinturones, las faldas y los vestidos ceñidos nos están ahogando, literalmente.*
- *Un estilo de vida demasiado sedentario, por el que pasamos mucho tiempo sentados en el coche, en el tren o delante del ordenador, produce tensiones en músculos importantes para la postura y para la respiración.*
- *Las lesiones físicas también pueden hacernos adquirir hábitos respiratorios disfuncionales que podemos conservar durante mucho tiempo aunque la lesión ya se haya curado.*
- *Los hechos traumáticos y el estrés crónico pueden provocar que nuestro cuerpo permanezca en un estado constante de «lucha, huida o parálisis», lo que nos obliga a ajustar nuestra respiración.*

- *Muchos de nosotros metemos tripa inconscientemente, restringiendo el movimiento de nuestro abdomen para aparentar ser más delgados y más atractivos.*

En este capítulo conocerás los músculos que todos empleamos para respirar y los diversos modos en que los emplea la gente en la práctica. Hacia el final del capítulo aprenderás a evaluar tu propia respiración para determinar cuál es tu estilo personal ahora mismo.

Haz ahora mismo una breve pausa y respira de manera natural. ¿Qué has observado sobre tu propia respiración?

La respiración es movimiento. Por lo tanto, tienes que poner en juego tus músculos. Pero ten en cuenta una cosa. Cuando corres, no estás pensando conscientemente en los músculos de tus piernas. Pues lo mismo pasa con los músculos que empleas para respirar. A menos, claro está, que *optes* por centrar tu atención en tu modo de respirar, en cuyo caso sí puedes controlar de manera consciente el funcionamiento de dichos músculos.

Familiarízate con tus músculos respiratorios primarios

La respiración tiene lugar en el torso, que es ese cilindro que se apoya en la columna vertebral. Las veinticuatro costillas, doce en cada lado, están articuladas con la columna y son flexibles, de manera que se pueden mover en múltiples direcciones. La movilidad y la flexibilidad de tu torso influyen mucho en tu manera de respirar.

Todo depende de tu diafragma

Cuando se trata de respirar de manera correcta, por donde tienes que empezar es por el diafragma. Este músculo, el más importante de todo el movimiento de la respiración, es fibroso y tiene forma de paracaídas. Separa la cavidad torácica (el espacio que ocupan el corazón y los pulmones) de la cavidad abdominal, donde se encuentran los órganos digestivos. Está unido a la columna vertebral, a las costillas inferiores y a la parte inferior del esternón.

El movimiento del diafragma está controlado por el nervio frénico, que desciende desde el cuello hasta el diafragma.

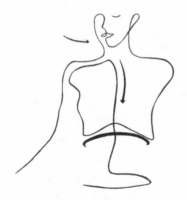

Al inspirar... el diafragma se contrae y desciende, absorbiendo el aire hacia la parte inferior de los pulmones.

Al espirar... el diafragma se relaja y asciende, impulsando el aire inspirado previamente para hacerlo salir de los pulmones.

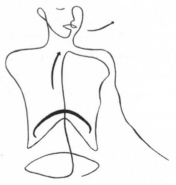

Así se produce un movimiento de subida y bajada que masajea y estimula los órganos internos. Dado que el hígado, el estómago y el intestino grueso están justo debajo del diafragma, este masaje es excelente para la digestión. El movimiento del diafragma beneficia, incluso, a los pulmones, que están en la parte posterior del abdomen. La respiración diafragmática también se suele llamar «respiración abdominal» debido a este movimiento de empuje de los órganos hacia abajo. Al descender el diafragma, los órganos inferiores son empujados hacia la parte frontal, hacia atrás y hacia los lados. Este movimiento dilata tu abdomen, lo que produce la sensación de estar respirando hacia el estómago.

Sin olvidarnos de los músculos de las costillas y de la espalda

Entre las costillas se encuentran los músculos intercostales, que se mueven de manera coordinada con el diafragma. Cuando inspiras, estos músculos se contraen para tirar de la caja torácica hacia arriba y hacia fuera. Cuando espiras, se relajan para reducir el espacio interior de la cavidad torácica. También tienes unos músculos profundos de la espalda, los elevadores de las costillas, que se extienden a lo largo de la zona torácica de la columna vertebral. Estos músculos ayudan a elevar la caja torácica al inspirar.

Te presento a los músculos respiratorios secundarios

El diafragma, los intercostales y los elevadores de las costillas son los músculos respiratorios primarios. No cabe duda de que son los atletas de la respiración, los maratonianos, pues deben funcionar todos los días y a todas horas.

Hablemos ahora de los músculos respiratorios secundarios, los velocistas, que funcionan en determinados momentos, cuando el cuerpo necesita más oxígeno con urgencia, como sucede, por ejemplo, cuando haces ejercicio. Figuran entre ellos músculos del cuello, del alto tórax y de la espalda (omohioideo, esternocleidomastoideo, escalenos, trapecio superior, romboides mayor y menor), así como otros músculos mayores del tórax y del abdomen (dorsales anchos, cuadrados lumbares y músculos abdominales superficiales).

Estos músculos también intervienen cuando estás estresado. ¿Por qué? Porque, cuando estamos sometidos a estrés, se producen en nuestro cuerpo unos cambios que nos preparan, biológicamente, para reaccionar a una amenaza física; por ejemplo, para que seamos capaces de correr o de luchar contra un oso. En estas situaciones hay mayor demanda metabólica de oxígeno, y por eso pasan a la acción estos músculos respiratorios secundarios.

En nuestros tiempos ya no nos suele preocupar la idea de tener que enfrentarnos a un oso; pero están siempre presentes unos microfactores de estrés: desde las preocupaciones por el trabajo y por la carrera profesional o por nuestra estabilidad económica hasta nuestra inquietud por cuantos *me gusta* ha recibido la foto que hemos subido a Instagram. La respuesta del cuerpo al estrés es la misma con independencia de cuál sea el origen de ese estrés, lo que significa que muchas personas están empleando constantemente los músculos respiratorios secundarios.

Lo importante es que entiendas que las relaciones entre tu respiración y tu sistema nervioso funcionan en ambos sentidos; por tanto, no solo responderá tu respiración a las alteraciones

INSPIRACIÓN

- Propósito: llevar aire a los pulmones para garantizar la entrega regular de oxígeno (O_2) a las células.
- En un estado relajado, iniciada por el diafragma.
- Apoyada y facilitada por otros músculos respiratorios primarios, que dilatan la cavidad torácica y permiten así que los pulmones absorban aire.
- Cuando los requisitos metabólicos aumentan durante el ejercicio, intervienen los músculos respiratorios secundarios, inactivos hasta entonces, para aumentar la velocidad de la respiración y entregar más O_2.

de tu estado de ánimo, sino que tu manera de respirar también puede afectar a cómo se activa, de entrada, tu sistema nervioso. Si adquieres la costumbre de respirar con los músculos que están diseñados para las circunstancias de lucha o huida, tu cerebro lo interpretará como una señal de peligro y aumentará la respuesta de estrés. Tendrás más estrés sin ningún motivo.

ESPIRACIÓN

- Propósito: expulsar el aire de los pulmones y equilibrar los niveles de dióxido de carbono (CO_2).
- Los músculos respiratorios primarios se relajan.
- La cavidad torácica vuelve a reducirse hasta recuperar su posición neutra, expulsando el aire de los pulmones.
- Cuando los músculos se relajan, quedan brevemente en reposo, y se produce una pausa entre el final de la espiración y el comienzo de la inspiración siguiente.
- Cuando hablamos, cantamos o gritamos, intervienen más músculos para controlar la espiración, y la retrasan o la aceleran.
- Durante el ejercicio, la espiración se vuelve más forzada para expulsar rápidamente el CO_2 del organismo.

¿Por la nariz o por la boca?

Una de las preguntas que me suelen hacer con mayor frecuencia es la siguiente: «¿Debo respirar por la nariz o por la boca?» No se puede responder sin más «por la nariz» o «por la boca»; lo cierto es que depende. Como regla general, acostúmbrate a inspirar y a espirar por la nariz: para eso está.

Piensa que tu nariz es como un aparato de aire acondicionado que filtra el aire que inspiras, lo calienta y lo humidifica antes de que llegue a tus pulmones. La respiración nasal aumenta la entrega de oxígeno a las células, mantiene el equilibrio de los niveles de dióxido de carbono en la sangre, y hasta puede mejorar la capacidad general de los pulmones. Como la nariz presenta más resistencia al flujo de entrada del aire que la respiración por la boca, reduce la frecuencia respiratoria y produce un efecto más relajante sobre el sistema nervioso[2].

La respiración nasal también ayuda a producir óxido nítrico, un gas importante que, con sus propiedades antivíricas y antibacterianas, contribuye a destruir los virus y los parásitos de las vías respiratorias y de los pulmones.

El óxido nítrico también tiene un efecto vasodilatador: relaja los músculos de los vasos sanguíneos y hace que estos vasos se dilaten, lo que facilita la circulación. Una circulación mejor es importante para todos, pero resulta especialmente útil para los deportistas. Hay quien llega a tomar suplementos deportivos que contribuyen a aumentar el óxido nítrico (páginas 162-163).

Pero también puede resultar útil respirar por la boca durante períodos breves para producir determinados efectos en el cuerpo. En este libro encontrarás diversas técnicas de respiración en las que se ponen de manifiesto los efectos de respirar intencionadamente por la boca. Pero ten en cuenta que estas técnicas deliberadas solo están pensadas para aplicarlas de manera temporal. Cuando hayas terminado de practicar una de ellas, es importante que vuelvas a recuperar una pauta de respiración regular normal, inspirando y espirando por la nariz.

Aprende a reconocer los diversos estilos de respiración

Voy a presentarte un resumen de los cuatro tipos de pautas de respiración más comunes que he observado: la respiración inversa, la respiración torácica, la respiración abdominal y la respiración diafragmática. ¿Con cuáles te identificas más? Puede que practiques una combinación de varias de ellas.

LA RESPIRACIÓN INVERSA

Cuando inspiras, observas que...

- La respiración comienza en el tórax superior.
- Subes los hombros.
- Tu tórax se hincha de manera agresiva, hacia fuera y hacia arriba.
- Contraes el abdomen hacia la columna vertebral.

- Puede que sientas que tus músculos del cuello se tensan.

La respiración óptima es aquella en la que permites que el diafragma descienda del todo al inspirar, presione hacia abajo los órganos inferiores y dilate el abdomen hacia delante, hacia atrás y hacia los lados.

Al espirar, el diafragma se relaja y asciende, con lo que los órganos pueden volver a su posición de partida. Por ello, el abdomen vuelve a reducirse recuperando la posición de reposo.

Sin embargo, cuando practicas la respiración inversa, se invierte esta secuencia. Al inspirar, contraes el abdomen hacia la columna. Después, al espirar, vuelves a sacar el abdomen. Esto significa que contraes los músculos del vientre durante la mayor parte del tiempo, y tanto la inspiración como la espiración están controladas de manera muy estrecha.

Este hábito de invertir el mecanismo natural de la respiración puede deberse a muchos motivos, desde una lesión física antigua a un trauma emocional.

LA RESPIRACIÓN TORÁCICA

Cuando inspiras, observas que...

- La respiración se inicia en el tórax superior.
- Subes los hombros.
- Tu tórax se hincha de manera agresiva, hacia fuera y hacia arriba.
- Las costillas medias e inferiores se expanden hacia los lados.
- No mueves el abdomen, o solo lo mueves mínimamente, siguiendo al tórax.

Si practicas la respiración torácica, te estás apoyando demasiado en los músculos respiratorios secundarios del tórax superior, la espalda y los hombros. Esto te producirá frecuente rigidez y tensión en esas zonas, que acabarán doloridas.

Si este es tu estilo de respiración, será frecuente que tus músculos del estómago estén tensos o tirantes de manera crónica, como un muro de acero que impide que tus órganos se desplacen hacia fuera cuando inspiras.

Esta es la pauta de respiración más común que he observado. El hábito se puede adquirir por muchos motivos: desde contraer el vientre para parecer más delgado hasta el estrés crónico.

LA RESPIRACIÓN ABDOMINAL

Cuando inspiras, observas que...

- El movimiento se inicia en el vientre.
- Los hombros siguen inmóviles.
- El tórax sigue inmóvil.
- Mueves poco o nada las costillas medias e inferiores.
- Levantas con fuerza el vientre hacia delante.
- Metes los lados del abdomen.

Si vas a clases de yoga, no es raro que el profesor te diga que «respires hacia el vientre» para que alcances mayor sensación de calma. Aunque este es el primer paso para respirar correctamente (sobre todo si practicas la respiración inversa o la torácica), no se trata necesariamente del modo correcto de respirar siempre.

La consecuencia será que con frecuencia te centrarás mucho en respirar hacia el abdomen y empezarás a poner en juego los grandes músculos respiratorios secundarios de esa zona (transverso del abdomen, recto del abdomen y oblicuos interno y externo) para forzar el vientre hacia fuera cuando inspiras. Estos músculos no deberían dedicarse a iniciar la respiración; por el contrario, deben estar relajados y no moverse más que de manera pasiva, como consecuencia del movimiento de los músculos respiratorios primarios.

Es frecuente que una respiración abdominal enfocada desactive tus músculos intercostales. La consecuencia será que tu caja torácica permanecerá estática y limitará el movimiento del diafragma.

LA RESPIRACIÓN DIAFRAGMÁTICA

Cuando inspiras, observas que...

- El movimiento se inicia en el diafragma, hacia la parte inferior de las costillas.
- El tórax se expande, siguiendo el movimiento de las costillas inferiores.
- Tienes los hombros inmóviles en general.
- Las costillas medias e inferiores se expanden hacia los lados.
- Tu abdomen se levanta de manera pasiva, siguiendo el movimiento de las costillas.

Así es como quiso la naturaleza que respirásemos. Observa cómo respira cualquier niño sano, o un perro o un gato, y reconocerás al instante esta pauta de respiración.

Suele decirse que basta con ver a una persona que respira de esta manera natural y relajada para tener una sensación de relax, y hasta puede llegar a tener un efecto hipnótico.

¿Has identificado ya tu forma de respirar en alguna de estas pautas de respiración? Pues te diré que junto con estas pautas de respiración más comunes es posible que manifiestes otras conductas respiratorias. He aquí algunas de estas conductas más irregulares que suelo observar con frecuencia:

La no-respiración

Si practicas la no-respiración, no inspirarás ni espirarás de manera óptima. Por el contrario, tu respiración estará en un limbo entre las dos cosas; tomarás pequeñas bocanadas de aire, a un ritmo rápido en muchos casos, respirando hacia el tórax.

Esto suele deberse a que la tensión muscular que acumulas en el tórax y en el abdomen reprime el movimiento ascendente de la inspiración. Mueves muy poco el cuerpo. En algunos casos, esta forma de respiración apenas se percibe, como da a entender su nombre.

He observado muchas veces que esta conducta respiratoria está acompañada de sentimientos de miedo. Puede tratarse del miedo a que no te vean o no te hagan caso, del miedo a no ser lo bastante bueno, o a la inseguridad que sientes por haber sufrido traumas o malos tratos. Suele ser una manifestación física de problemas más profundos.

Contener la respiración

Este tipo de respiración resulta familiar para muchas personas. Estás sentado en tu escritorio, escribiendo un correo electrónico a tu jefe para contarle cómo marcha el trabajo. De pronto, ¡te das cuenta de que no estás respirando! Y tomas una gran bocanada de aire. Acabas de tener una «apnea del correo electrónico», bautizada así, según se dice, por Linda Stone, exejecutiva de Apple, y que consiste en pasarse ratos largos sin respirar y sin darse cuenta de ello. Si es tu caso, no te preocupes: no eres el único. Solo tienes que preguntar a tus compañeros de trabajo si han experimentado esto alguna vez. Quizá te sorprenda lo extendida que está.

Parece ser que contener la respiración inconscientemente es un acto reflejo como respuesta a un factor de estrés o a una amenaza. Estás esperando un resultado, real o imaginado, o simplemente estás esperando que pase algo.

Hay casos en los que contener la respiración de manera consciente es perfectamente aceptable e incluso útil. En los movimientos de esfuerzo (por ejemplo, al levantar peso) puede ser recomendable contener la respiración en determinados puntos del movimiento. Pero, si adviertes que estás conteniendo la respiración inconscientemente, encontrándote en reposo, debes prestar atención a esta cuestión.

Si crees que estás conteniendo la respiración, empieza por ser consciente de los momentos en que sucede. Después, hazte las preguntas siguientes y busca las respuestas.

- ¿Cuándo te pasa?
- ¿Qué estás haciendo cuando te pasa?
- ¿Qué estás pensando?
- ¿Qué emociones sientes?

Si en un momento dado te das cuenta de que estás conteniendo la respiración, no vuelvas a respirar empezando por la inspiración. En vez de ello, limítate a relajar todo el cuerpo mientras espiras por la nariz. Tómate un momento para revisar mentalmente todo tu cuerpo y detectar cualquier tensión acumulada, sobre todo en el cuello, hombros, espalda alta, tórax y abdomen. Suéltalo todo, respirando de manera rítmica y relajada.

La respiración excesiva crónica (hipocapnia)

Si te preguntaran qué es mejor para ti, respirar más o respirar menos, ¿qué contestarías? Supongo que dirías, como la mayoría de la gente, que sería mejor respirar más. Existe el error extendido de que podemos aumentar el nivel de oxígeno en nuestra sangre inspirando grandes volúmenes de aire.

La cantidad de oxígeno que tenemos en la sangre se llama saturación de oxígeno (SpO_2), cifra que denota el porcentaje de moléculas de hemoglobina de la sangre que contienen oxígeno. Un individuo sano tendría una SpO_2 de entre 97 y 98 %. Como el oxígeno se está difundiendo constantemente de la sangre a las células para generar energía, una SpO_2 del 100 % podría indicar que la entrega de oxígeno de la sangre a los tejidos no es la óptima, lo cual es una señal característica de respiración excesiva.

Inspirar más aire del que necesitas, con la intención de aumentar la saturación de oxígeno en la sangre, sería como seguir echando gasolina al depósito de tu coche cuando ya está lleno del todo: no sirve para nada.

De hecho, si inspiras más aire del que requiere tu metabolismo, en vez de afectar a la SpO_2 de ninguna manera significativa lo que conseguirás será reducir la concentración de CO_2 arterial en la sangre, lo que provoca un estado llamado hipocapnia. Muchas personas creen que el CO_2 es un desecho tóxico del que debemos librarnos, cuando lo cierto es que es el segundo gas más importante que hay en la sangre después del oxígeno. Si no tuviésemos dióxido de carbono en la sangre, no viviríamos.

La hipocapnia crónica es un problema muy grave, dado que la presencia del dióxido carbono en nuestra sangre es esencial para muchas funciones vitales del cuerpo, entre ellas, la entrega de oxígeno a las células (el efecto Bohr).

Las personas que respiran en exceso suelen respirar por la boca a frecuencia elevada, empleando los músculos respiratorios secundarios del cuello, los hombros y el pecho. No quiero decir con esto que sea imposible respirar en exceso cuando se practica la respiración diafragmática y por la nariz. Pero, por lo que he visto, esto es mucho más raro. Una persona puede adquirir el hábito de respirar en exceso por muchos motivos, pero el más común que suelo observar es el estrés crónico.

La espiración controlada y la espiración abortada

El acto de espirar es tan sencillo como relajar todos los músculos que han trabajado para llevar el aire a los pulmones en la inspiración. Con el acto pasivo de soltarse, estos músculos vuelven a su estado de partida por elasticidad natural y expelen el aire. No hay que aplicar ninguna energía adicional.

Como ya hemos visto, hay ocasiones en las que resulta apropiado controlar la espiración, por ejemplo, cuando hablas, cantas o haces ejercicio. En la práctica yóguica de respiración consciente llamada *pranayama* se aplican muchas técnicas para controlar la espiración, ya sea acelerándola o retrasándola. En este libro también describimos muchas técnicas en las que se aplica una espiración controlada para obtener un efecto fisiológico determinado. Pero hay personas que controlan inconscientemente su espiración, de manera crónica y en todos los momentos del día. Yo lo observo sobre todo en personas que tienen grandes dificultades para liberarse del control en otros aspectos de sus vidas. Estas personas suelen tener rasgos de personalidad «tipo A»: son triunfadoras, perfeccionistas o les cuesta delegar el trabajo en otros. La espiración controlada también es más común en personas que han perdido la confianza en la vida por una mala experiencia pasada.

Si pretendes reducir la ansiedad y sentir que dominas la situación a base de controlar de este modo la espiración, lo que estás haciendo es interrumpir un proceso natural en vez de dejar que la naturaleza siga su curso. Con esto se suele producir alguno de los dos resultados siguientes:

Forzar la espiración: espirar más de lo necesario. Estás aplicando esfuerzo y energía adicionales para controlar la espiración. Si espiras demasiado CO_2, puedes inducir en tu cuerpo un estado de hipocapnia.

Abortar la espiración: interrumpir el proceso de la espiración emprendiendo una nueva inspiración antes de haberlo completado. Esto puede producir sensaciones de falta de aliento al aumentar los niveles de CO_2.

Entonces, ¿cómo debes respirar?

Para definir mejor las características de una respiración cotidiana óptima vamos a recopilar toda la información que hemos visto hasta aquí.

Es importante que recuerdes que tu manera de respirar cambiará en función de lo que estés haciendo, ya sea hablar, correr, levantar peso, nadar, etc. Por otra parte, una buena parte de lo que hemos dicho hasta ahora se refiere al modo de respirar en estado de reposo. Establecer una respiración óptima en reposo te resultará tan útil como aprender a modificar la respiración con diversos fines, como explicaremos más tarde en este libro al exponer las técnicas de respiración consciente.

LA RESPIRACIÓN ÓPTIMA...

- Se inspira y se espira por la nariz.
- Se sigue una pauta de respiración diafragmática (página 51).
- Funciona a un ritmo que mantiene el equilibrio del O_2 y el CO_2; para la mayoría de las personas, de 10 a 14 respiraciones por minuto.
- Es rítmica, con una pausa natural entre la espiración y la inspiración.

> • La espiración no requiere energía, sino relajación y distensión.

Haz las tres pruebas de respiración

¡Ahora que ya has aprendido mucho sobre las diversas maneras de respirar, ha llegado el momento de saber cómo es tu respiración! Vamos a hacer una serie de pruebas para determinar cómo respiras exactamente.

Cuando paso consulta individual, someto a la persona a una serie completa de test y de pruebas con el fin de evaluar su estado de salud y el buen funcionamiento de su mecánica respiratoria. Empleamos aparatos y medios tecnológicos para medir sus niveles de CO_2 y de O_2 en sangre, la variabilidad de su ritmo cardíaco, la coherencia cardíaca con el cerebro y la tensión y activación muscular (por medio de la electromiografía de superficie). Este proceso es amplio y largo; pero lo que te voy a ofrecer aquí son tres pruebas sencillas que puedes hacer en casa para evaluar con facilidad la salud de tu propia respiración. Solo necesitarás tres cosas:

- Un modo de grabarte a ti mismo en imagen (un teléfono móvil inteligente es ideal).
- Un modo de cronometrarte (por ejemplo, un cronómetro o un teléfono móvil inteligente).
- Una cinta métrica de costura o un trozo de cordel que puedas medir más tarde, después de hacer la prueba.

Si dispones de estas tres cosas, ya puedes empezar con la primera prueba.

Prueba 1: Observación visual

Grábate a ti mismo en imagen respirando. Observa la grabación. Identifica tu pauta de respiración.

Esta prueba sirve para determinar cuáles son los músculos que empleas para respirar. Se realiza estando de pie. Si puedes, haz la prueba desnudo de cintura para arriba para que puedas ver todo el movimiento de tu cuerpo. En cualquier caso, no lo hagas con ropa suelta, ya que te impedirá ver el movimiento. Tampoco lleves nada demasiado ceñido (ropa, cinturón, vaqueros) que pueda afectar a tu modo de respirar.

Grábate respirando

1. **Dispón el teléfono o la cámara.** O pide a otra persona que lo sujete de modo que capte la imagen de tu cuerpo, desde la cabeza hasta la cadera, visto de perfil.
2. **Grábate respirando durante unos 30 segundos.** No intentes manipular tu respiración de ningún modo. Solo tienes que relajarte y dejar que entre y salga el aliento como quiera. Procura distraerte pensando en tus últimas vacaciones o en la receta de la última comida que preparaste.

3. **Al cabo de 30 segundos, haz tres respiraciones un poco marcadas.** Inspira un poco más de lo habitual con el fin de acentuar los músculos que empleas para respirar de manera consciente.

4. **Repite los mismos pasos.** Pero esta vez grábate de frente.

¿Puedo hacerlo delante del espejo?

Sí, puedes. Pero, si te pones a analizar tu respiración mientras respiras, será mucho más probable que empieces a cambiar tu forma de respirar.

Observa la grabación

Cuando hayas completado estos pasos habrá llegado el momento de que te veas respirar a ti mismo. No te preocupes por lo que veas. Es posible que la película no se parezca en nada a lo que esperabas. Limítate a observar, prestando atención al movimiento de lo siguiente:

- Cuello y hombros.
- Tórax superior, entre la línea de los pezones y las clavículas.
- Costillas medias e inferiores, entre la línea de los pezones y el ombligo.
- Abdomen, desde el final de las costillas hasta el pubis.

Identifica tu pauta de respiración

Teniendo presentes estas observaciones, ya puedes clasificar tu pauta de respiración. Responde a las preguntas siguientes para determinar la nota que asignarás a tu pauta de respiración.

- Cuando inspiras, ¿el movimiento se inicia en el tórax superior?
- ¿Levantas los hombros?
- ¿Hinchas el pecho de manera agresiva, hacia fuera y hacia arriba?

Si has respondido afirmativamente a estas preguntas, tu respiración es respiración torácica (aprobado) o inversa (suspenso).

- ¿Metes el abdomen hacia la columna vertebral al inspirar?

Si la respuesta es afirmativa, practicas la respiración inversa (suspenso).

- Cuando inspiras, ¿tu abdomen permanece inmóvil o se mueve mínimamente hacia el exterior siguiendo al tórax?

Si la respuesta es afirmativa, practicas la respiración torácica (aprobado).

- ¿Inicias la inspiración en el vientre?
- ¿Tus hombros se mantienen inmóviles?
- ¿Tu tórax permanece inmóvil?
- ¿Tienes poca expansión lateral, o ninguna, en las costillas medias e inferiores?
- ¿Tu abdomen se expande con fuerza hacia delante, y metes hacia dentro los lados del abdomen?

Si has respondido afirmativamente a estas preguntas, practicas la respiración abdominal (notable).

- ¿Inicias la inspiración en el diafragma, por la parte inferior de las costillas?
- ¿La expansión del tórax sigue el movimiento de las costillas inferiores?
- ¿Tus hombros se mantienen inmóviles?
- ¿Se expanden hacia los lados las costillas medias e inferiores?
- ¿Tu abdomen se expande de manera pasiva, siguiendo el movimiento de las costillas?

Si has respondido afirmativamente a estas preguntas, tu respiración es diafragmática (sobresaliente).

¡Cuando me veo respirar no observo ningún movimiento!

La respiración en reposo de la mayoría de las personas es sutil; no es espectacular ni muy apreciable. De hecho, tener una respiración pesada de manera crónica es señal de disfunción. Pero, si no aprecias ningún movimiento, o casi ninguno, lo más probable es que estés practicando la no-respiración (página 52). Considera que has aprobado esta prueba.

Prueba 2: Prueba de capacidad vital

Mídete después de espirar. Mídete después de inspirar. Califica tu capacidad vital.

La capacidad vital (CV) es una medida común de la capacidad de los pulmones para expandirse cuando respiras. Los factores que pueden reducir la CV son muchos, entre otros, las enfermedades pulmonares restrictivas u obstructivas. La mala CV en los adultos sanos se debe principalmente al deterioro de la forma física, que se puede achacar al envejecimiento o a la inactividad, a la falta de flexibilidad o a la mala postura.

Así como la rigidez de los músculos posteriores de la pierna puede impedir que te toques los dedos de los pies, la flexibilidad de los músculos que rodean la columna vertebral y la caja torácica puede influir mucho en tu capacidad para expandir los pulmones. Hasta la mala postura puede afectar a tu manera de respirar. Según el doctor Rene Cailliet, pionero en el campo de la medicina musculoesquelética, la mala postura puede reducir la capacidad pulmonar hasta en un 30 %[3].

Para realizar esta prueba necesitarás una cinta métrica de costura o un cordel.

Medida después de espirar (MDE)

1. **Rodéate el tórax con la cinta métrica o con el cordel.** Debes colocar la cinta a la altura de la punta misma del esternón (el hueso largo y plano situado en vertical en la parte delantera del tórax, entre las costillas) y que pase justo por debajo de los omóplatos.

2. **Inspira hondo y después espira por completo.** Vacía tus pulmones todo lo que puedas.

3. **Tensa la cinta métrica, baja la vista y observa lo que marca.** No olvides ceñirte bien la cinta al pecho, pero sin apretarla demasiado para que la medida no quede falseada. Si estás empleando un cordel, sujeta con los dedos el cordel en el punto en que se unen los dos extremos y mídelo después con una regla normal.

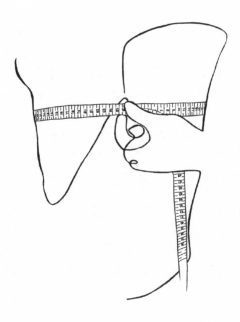

Medida después de inspirar (MDI)

1. **Rodéate el tórax con la cinta métrica o con el cordel.**
   Debe estar a la altura de la punta misma del esternón y
   pasar por los omóplatos.
2. **Inspira hondo; después, espira del todo y vuelve a
   inspirar todo lo que puedas.**
3. **Tensa la cinta métrica, baja la vista y observa lo que
   marca.** No olvides ceñirte bien la cinta al pecho, pero
   sin apretarla demasiado para que la medida no quede
   falseada. Si estás empleando un cordel, sujeta con los
   dedos el cordel en el punto en que se unen los dos extremos y mídelo después con una regla normal.

Califica tu CV

Resta a la medida después de inspirar (MDI) la medida después de espirar (MDE). Esta cifra indica el cambio de la circunferencia de tu caja torácica.

Al dividir esta cifra por la medida tomada después de espirar (MDE) obtendrás un porcentaje; p. ej., si la MDE es 73 cm y la MDI es 81 cm, la CV = 81–73/73 = 0,109, es decir, 10,9 %.

- 10 % o más: Sobresaliente. CV excelente.
- 9-10 %: Notable. CV buena.
- 8-9 %: Aprobado. CV Normal.
- Menos del 8 %: Suspenso. La CV debe mejorar.

Prueba 3: Prueba de tolerancia al CO_2

Contén la respiración y cronométrate.
Califícate.

Esta prueba está adaptada a partir del método Buteyko (página 177), y se basa en contener la respiración después de espirar para medir la tolerancia fisiológica y psicológica a la acumulación de CO_2 en la sangre.

Cuando contienes la respiración, lo que te indica que debes respirar es la acumulación de CO_2 en la sangre. Una tolerancia baja al CO_2 constituiría un indicador notable de una posible presencia de trastornos en la pauta de respiración, como la respiración torácica superior o la respiración excesiva.

Como las personas que tienen ansiedad constante o sufren ataques de pánico suelen tener una tolerancia al CO_2 muy baja, este dato también es indicativo de tu reactividad emocional o de tu capacidad para afrontar el estrés.

Una advertencia importante antes de empezar. Esta prueba no es una medida del tiempo máximo que puedes aguantar la respiración. Solo contendremos la respiración hasta que sintamos los primeros indicios de «sed de aire».

Advertencia de seguridad:

No debes realizar ejercicios que impliquen contener la respiración durante mucho tiempo si estás embarazada o padeces alguno de los trastornos siguientes:

- Epilepsia.
- Tensión arterial no controlada.
- Anemia de células falciformes.
- Cualquier problema de corazón grave en los últimos 6 meses.

Si no sabes con seguridad si estos ejercicios pueden suponer un riesgo para ti, consulta a tu médico, por favor.

Contén la respiración y cronométrate

1. Siéntate con el cronómetro a mano.
2. Haz una inspiración normal por la nariz; después,

espira de manera normal por la nariz. Se trata de una espiración normal; no vacíes los pulmones del todo.

3. **Comprímete la nariz con los dedos.** Esto sirve para impedir las inspiraciones involuntarias.

4. **Pon en marcha el cronómetro y cuenta los segundos que transcurren hasta que notas los primeros indicios de la sed de aire.** Un buen indicador es el movimiento involuntario de los músculos. El vientre se puede contraer o temblar, así como el cuello y la garganta.

5. **Detén el cronómetro, suéltate la nariz e inspira con suavidad.** Si sientes el impulso de tomar una gran bocanada de aire es que has contenido la respiración demasiado tiempo. Deberías poder respirar con normalidad y en calma desde el primer momento.

Califícate

Ahora que ya conoces tu cifra, ha llegado el momento de obtener tu calificación en esta prueba.

- 10 segundos o menos: **Suspenso.**
  - o Es probable que tu respiración esté afectando gravemente a tu salud física, mental o emocional. Con casi total seguridad padeces algún trastorno en tus pautas de respiración, y probablemente manifiestes síntomas constantes a diario; por ejemplo, falta constante de aliento o síntomas de asma, sensación de inquietud, ansiedad, ataques de pánico.

- 10 a 20 segundos: **Aprobado.**
  - o Tu respiración no es la óptima. Es probable que tengas síntomas como consecuencia de trastornos de las pautas de respiración; por ejemplo, será fácil que te falte el aliento, que no seas capaz de respirar hondo, que tengas la nariz taponada constantemente, síntomas asmáticos, tendencia a la ansiedad.
- 20 a 40 segundos: **Notable.**
  - o Es probable que tu respiración sea adecuada en estado de reposo. No obstante, en determinadas situaciones (por ejemplo, en momentos de estrés), tu respiración no está siendo tan funcional como podría ser.
- 40 segundos o más: **Sobresaliente.**
  - o Tu respiración es positiva para tu salud física, tu rendimiento mental y tu bienestar emocional: ¡sigue así!

Y ¡ya está! Has completado la primera evaluación de tu respiración. Es de esperar que ya dispongas de tres notas.

¿Tres sobresalientes? ¡Muy bien! Tu respiración responde de la mejor manera posible a tus necesidades.

Si las tres notas son sobresalientes o notables, estás respirando bien, pero todavía puedes mejorar.

¿Aprobados o suspensos? Está claro que tienes que trabajar algunos aspectos.

Sea cual sea tu situación actual, ¡es hora de que emprendas tu programa de 21 días *Respirar bien*!

Nuestros pulmones son los pulmones del planeta

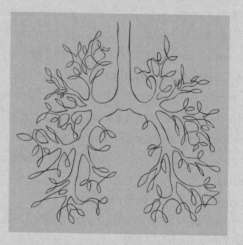

Cuando inspiramos, nuestras células toman O_2 y producen CO_2, agua y energía. Cuando los árboles, las plantas y las flores inspiran, hacen exactamente lo contrario: absorben el CO_2 que nosotros espiramos, así como agua y energía solar, para producir el O_2 que nosotros inspiraremos con nuestro próximo aliento. Nuestro sistema respiratorio no solo está dentro de nosotros, sino que nos rodea por todas partes y está conectado estrechamente con la naturaleza. ¡Hasta es cierto que nuestros pulmones parecen un árbol invertido!

3

EL PROGRAMA DE 21 DÍAS
«RESPIRAR BIEN»

En este capítulo te presentaré mi programa de 21 días *Respirar bien*, que te servirá como un primer impulso para optimizar tu respiración en tu vida cotidiana. Consiste en unas prácticas diarias sencillas, que se hacen en 20 minutos, divididas en dos partes:

- 15 minutos de ejercicio para el *core*. Estas prácticas de 15 minutos comprenden una serie de estiramientos, ejercicios de activación muscular y ejercicios de contención de la respiración; trabajarás para despertar tu sistema respiratorio y para optimizar tu respiración con el fin de adaptarla a tus necesidades. Estas prácticas no varían durante todo el ciclo de 21 días.
- 5 minutos de ejercicio para el enfoque. Cinco minutos de atención enfocada en las zonas que más tienes que mejorar.

Al final de cada semana volverás a calificarte repitiendo las tres pruebas del capítulo anterior. Cada semana podrás adaptar el programa de ejercicios para el enfoque en función de la prueba en la que hayas obtenido peor nota. Vamos a empezar por describir los 15 minutos de ejercicio para el *core**.

15 minutos de ejercicio para el *core*

Estirarte

Quizá observes que tensión o rigidez en los músculos que intervienen en los movimientos de tu respiración. Suelen ser los mismos músculos que se tensan cuando pasamos mucho tiempo sentados o trabajando frente a un ordenador. Por ello, estos estiramientos van dirigidos concretamente a los músculos que afectan a tu respiración, directa e indirectamente.

Nota: Nunca debes sentir dolor al realizar ninguno de estos estiramientos ni ejercicios. Si notas dolor, reduce la intensidad del estiramiento.

---

* *Core* es una palabra en inglés, cuyo significado es «centro» o «núcleo». Se refiere a los músculos abdominales, lumbares, de la pelvis, de los glúteos y la musculatura profunda de la columna. (*N. del E.*)

TORSIONES DE PECTORALES

En este estiramiento dinámico emplearás el movimiento para abrir la parte frontal del tórax y movilizar toda la columna vertebral.

- Ponte de pie.
- Eleva la mano izquierda hacia un lado hasta la altura del hombro, con la palma hacia el cielo.
- Llévate la mano derecha al pectoral izquierdo.
- Gira hacia la izquierda todo lo que puedas hasta que sientas una suave resistencia (deberías sentir el estiramiento en la espalda, en el costado y en el pectoral izquierdo).
- Gira libremente con impulso hacia el centro, mientras extiendes el brazo derecho hacia el lado derecho (con la palma hacia arriba) y te llevas la mano izquierda al pectoral derecho.
- Sigue girando a un lado y otro, cambiando de mano cada vez, hasta completar 10 torsiones por cada lado.

PERROS VERTICALES

Esta es una versión menos dura, y apta para cualquier persona, de un asana del yoga muy conocido, el «perro boca abajo».

Estirarás los músculos dorsales anchos (*latissimus dorsi*), unos músculos muy grandes que pueden afectar a la flexibilidad de la cavidad torácica.

- Ponte de pie cerca de una pared, a entre medio metro y un metro de distancia en función de tu tamaño y de tu nivel de flexibilidad.
  - Con los brazos estirados, apoya las manos en la pared, por encima de tu cabeza, con las palmas hacia dentro.
    - Empieza a inclinarte hacia la pared, metiendo la cabeza entre los brazos. Tus brazos se mantienen bastante rectos, pero relajados, y no debes forzarlos de ningún modo. Deberías empezar a sentir un estiramiento bajo las axilas y en los costados. Mantén el estiramiento durante 40 segundos.

FLEXIÓN HACIA DELANTE

¿Sabías que incluso la flexibilidad de los músculos posteriores de las piernas puede afectar a tu respiración? Esta flexión básica hacia delante te permitirá estirar estos músculos, además de toda la cadena muscular posterior.

- Ponte de pie con los pies separados a una distancia equivalente al ancho de tus caderas.
- Inspira hondo por la nariz y, después, suelta el aire por la boca mientras te flexionas hacia delante por las caderas, manteniendo bien recta la columna vertebral, hasta que sientas un tirón en los músculos posteriores de las piernas; entonces puedes relajar la columna y dejar caer libremente la cabeza.
- Clava los talones en el suelo mientras levantas hacia el techo las caderas. Procura mantener las rodillas ligeramente flexionadas.
- Puedes doblar los codos y asirte cada codo con la mano opuesta, o apoyar en el suelo, junto a tus pies, las palmas de las manos o las puntas de los dedos.

- Mientras mantienes la postura, activa los cuádriceps (los músculos delanteros de los muslos). Cuanto más actives los cuádriceps, más liberarás los músculos posteriores de las piernas.
- Mantén la postura unos 40 segundos, sin dejar de respirar con suavidad durante todo el ejercicio.
- Para terminar, apoya las manos en las caderas. Inspira mientras bajas el coxis; y levántate sin dejar de mantener la espalda recta hasta que recuperes tu posición erguida.

GATO-VACA

En este clásico del yoga te moverás entre dos posturas que te activan y te estiran la espalda, los abdominales, el tórax y el cuello.

- Ponte a cuatro patas, con las manos y las rodillas en el suelo, las muñecas por debajo de los hombros y las rodillas por debajo de las caderas.

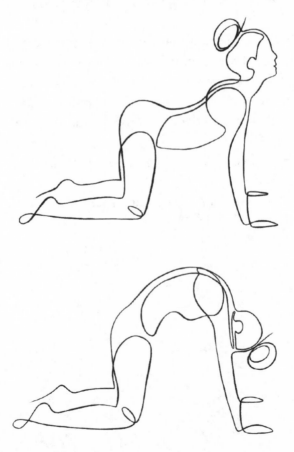

- Empieza con la columna vertebral en posición neutra, extendiéndote hacia delante, por la coronilla, y hacia atrás, por el coxis, manteniendo bien alargado el cuello con la vista hacia abajo y un poco por delante de ti.
- Inspira e inclina la pelvis hacia atrás de manera que tu coxis sobresalga.
- Tu abdomen caerá, pero mantén activados los músculos abdominales contrayéndolos hacia el ombligo.
- Levanta la mirada con suavidad hacia el techo, solo hasta donde llegues, sin forzar el cuello.
- Mantén esta postura un par de segundos.
- Espira por la nariz e inclina la pelvis hacia delante, metiendo el coxis y redondeando la columna.
- Lleva el ombligo hacia la columna. Baja la cabeza.
- Mantén esta postura un par de segundos.
- Repite el ciclo 5 veces.

POSTURA DE LA PUERTA

Este estiramiento, que en el yoga se llama *parīghāsana*, es magnífico para abrir los laterales del tronco, desde el cuello hasta la cadera. ¡También puede estirar los músculos posteriores de las piernas al mismo tiempo!

- Ponte de rodillas en el suelo. Si te duelen las rodillas, hazlo sobre una esterilla de yoga, una manta o un cojín.
- Si no te es posible ponerte de rodillas en el suelo, puedes hacer el mismo estiramiento sentado en una silla, con las dos piernas por delante del tronco. Estira una pierna hacia un lado, como en la ilustración.
- Estira la pierna derecha hacia la derecha y presiona el pie contra el suelo. Gira la pierna derecha hacia el exterior, de modo que la rodilla apunte hacia el techo. Para ello deberás girar las caderas ligeramente hacia la derecha, pero no del todo.

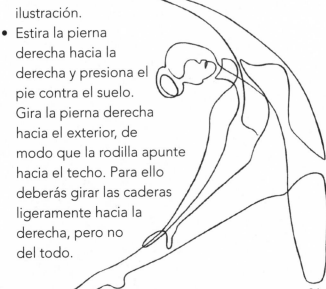

81

- Asegúrate de que tu rodilla izquierda continúe bien alineada con tu cadera izquierda.
- Levanta el brazo izquierdo hacia el cielo y lentamente empieza a inclinarte hacia la pierna derecha, dejando deslizar tu mano derecha hacia abajo por el muslo. Detente cuando sientas un estiramiento suave en el costado.
- Mantén esta postura 30 segundos; vuelve a la posición inicial y repite el ejercicio por el otro lado.
- Acuérdate de respirar con suavidad por la nariz, estirándote un poco más cada vez que espires.

CONTRACCIÓN Y RELAJACIÓN DEL PSOAS

El psoas es un músculo central, profundo, que conecta la columna vertebral con el borde de la pelvis.

La tensión del psoas suele ser una de las causas del dolor de la baja espalda, la ciática y otros problemas. Pero, como este músculo tiene las fibras intercaladas con las del diafragma, también puede afectar a tu respiración.

- Tiéndete de espaldas, con los brazos junto al costado.
- Inspira por la nariz y llévate las rodillas al pecho. Recógete sobre ti mismo para formar una pelota, procurando acercar las rodillas a la nariz todo lo que puedas (puedes ayudarte apoyando las manos en las rodillas para acercarlas y llevarlas más cerca de la nariz).
- Espira por la nariz mientras vuelves a extender las piernas y levantas los brazos por encima de la cabeza. Aplica algo de fuerza para estirar todo el cuerpo lo más que puedas, y después relájate sobre el suelo durante 2 segundos.
- Repítelo 5 veces.

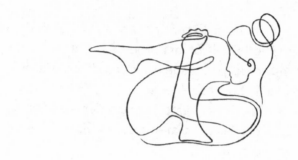

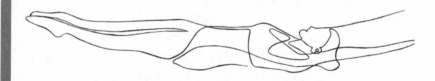

Nota: Si tienes dolores de espalda o te resulta difícil realizar este ejercicio, puedes hacerlo con una sola pierna cada vez. Al inspirar, lleva una pierna hacia la nariz mientras dejas la otra flexionada con el pie apoyado en el suelo. Al espirar, extiende ambas piernas hasta que queden rectas. Repítelo alternando las piernas.

TORSIÓN DE COLUMNA

Las torsiones de columna son increíbles para abrir los costados, estirando el diafragma y los músculos intercostales, ¡además de estimular los órganos abdominales dándoles un buen apretón!

- Tiéndete sobre la espalda con los brazos extendidos a los lados, como para formar la letra T.
- Dobla las rodillas hasta apoyar las plantas de los pies sobre el suelo, con las rodillas hacia el techo.
- Levantando las caderas del suelo, desvíalas hacia la derecha unos cinco centímetros. Así te asegurarás de tener la cadera bien dispuesta en vertical y la columna en posición neutra cuando realices la torsión.
- Lleva tus rodillas al pecho; mientras espiras, empieza a bajar poco a poco las rodillas hacia la derecha. Deberías tener la cadera derecha alineada sobre la cadera izquierda, o aproximarte a ello lo más que puedas cómodamente.

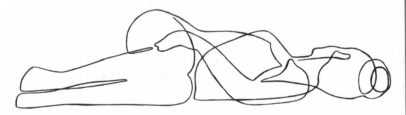

- Mantén extendido el brazo derecho y dirige la vista hacia tu mano derecha. Puedes apoyar la mano izquierda sobre la rodilla derecha.
- Mantén la postura 1 minuto, centrándote en respirar despacio por la nariz y aumentando el estiramiento un poco más con cada espiración.
- Al cabo de 1 minuto, vuelve a centrar las rodillas apoyando en el suelo las plantas de los pies.
- Repite el ejercicio por el otro lado, levantando antes la cadera del suelo para desplazarla unos centímetros hacia la izquierda.

Nota: Si te falta mucho para tocar el suelo con las rodillas, prueba a colocar unos cojines bajo las rodillas para poder relajarlas.

VARIANTE DE LA TORSIÓN DE COLUMNA SENTADO

Si tienes dolor de espalda, estás embarazada o te resulta difícil realizar el ejercicio, puedes hacer esta variante sentado en una silla.

- Siéntate en una silla de lado, con la cadera y el muslo izquierdos contra el respaldo de la silla. Asegúrate de tener bien alineadas las caderas, las rodillas y los pies.
- Inspira, y yérguete y estírate a lo largo de la columna.

- Espira, y gira hacia la izquierda hasta quedar mirando hacia el respaldo de la silla; y sujeta el respaldo de la silla con la mano derecha. Si puedes, apoya también la palma de la mano izquierda en el otro lado del respaldo de la silla.
- Mantén esta postura durante 1 minuto, centrándote en respirar despacio por la nariz y aumentando el estiramiento un poco más con cada espiración.
- Al cabo de 1 minuto, vuelve despacio hacia el centro, soltando la silla. Cambia de postura en la silla para tener la cadera y el muslo derechos contra el respaldo.
- Repite el movimiento hacia el otro lado.

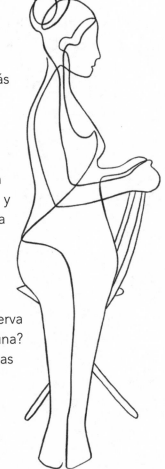

Nota: Mientras haces el giro, observa tus rodillas. ¿Has adelantado alguna? Intenta mantener bien alineadas las caderas, las rodillas y los pies.

Ahora que ya hemos estirado muchos de los músculos del cuerpo que favorecen una respiración sana, vamos a ocuparnos directamente de los músculos respiratorios. Empezaremos por los balanceos de respiración, un ejercicio fantástico para calentar los músculos respiratorios primarios.

CALENTAMIENTO DE LOS MÚSCULOS RESPIRATORIOS CON BALANCEOS DE RESPIRACIÓN

Antes de realizar este ejercicio conviene tener claros un par de conceptos: el de acción ACTIVA y el de acción PASIVA.

Cuando haces algo de manera ACTIVA, estás empleando de manera consciente tus músculos y tu energía para que se produzca una acción.

Cuando haces algo de manera PASIVA, te limitas a relajar los músculos y dejar que la acción se produzca por sí misma.

A modo de ejemplo, si levantas el brazo por encima de la cabeza, estás utilizando los músculos del brazo y del hombro para mover el brazo de manera ACTIVA. Si relajas después todos los músculos del brazo y del hombro, el brazo se moverá de manera PASIVA, y caerá hasta tu costado.

- Tiéndete en el suelo.
- Inspira ACTIVAMENTE por la nariz, llenando tus pulmones por completo.
- Espira PASIVAMENTE por la boca, dejando que los pulmones regresen a una posición neutra.
- Tras una breve pausa y sin volver a inspirar, sigue espirando ACTIVAMENTE con los labios entreabiertos, hasta que sientas que no puedes espirar más, y tus músculos de las costillas y del abdomen se contraigan.
- Tras una breve pausa, relaja todos esos músculos para inspirar PASIVAMENTE, dejando que la nariz absorba aire fresco mientras los pulmones recuperan una posición neutra. No tienes que hacer ningún esfuerzo para inspirar; solo tienes que relajarte.
- Repite esta pauta 5 veces.

Ahora que ya has calentado los músculos respiratorios, ha llegado el momento de que te centres en mejorar tu mecánica respiratoria y tu tolerancia al CO_2.

MEJORAR LA MECÁNICA RESPIRATORIA Y LA TOLERANCIA AL CO_2

Este ejercicio te permite matar dos pájaros de un tiro. Por un lado, mejoras tu mecánica respiratoria. Por otro, mejoras tu tolerancia al CO_2.

- Realiza 20 ciclos de respiración (instrucciones a continuación).
- Realiza una contención de la respiración (instrucciones a continuación).
- Repite esta pauta de ciclos de respiración y contención de la respiración 3 veces en total.

Cómo se hace un ciclo de respiración

Emplearás una técnica distinta para los ciclos de respiración en función de la calificación que obtuviste en la prueba 1 (observación visual). En ambas técnicas inspirarás y espirarás por la nariz.

SI TIENES SOBRESALIENTE O NOTABLE, HAZ LA RESPIRACIÓN DIAFRAGMÁTICA

Mediante esta técnica te centrarás en activar el diafragma de manera completa. Cada ciclo de respiración se desarrolla de la siguiente manera:

- Tiéndete en el suelo boca arriba, con las rodillas dobladas y los pies apoyados en el suelo.
- Pon la mano derecha sobre el ombligo y la mano izquierda un poco por encima de la derecha (deberías tener el índice apoyado en la parte inferior del esternón).
- Visualiza dónde está tu diafragma e inicia la respiración con este músculo.
- Inspira por la nariz, despacio y con suavidad, dirigiendo el aire hacia la caja torácica inferior y haciendo que tu caja torácica se expanda en todas direcciones. Tal vez te resulte útil imaginar que diriges el aire hacia la parte media de la espalda. Inspira un poco más de aire del propio de una respiración normal, llenando tus pulmones en un 80 % aproximadamente.
- Debes sentir que tu mano izquierda (la superior) se mueve hacia arriba y hacia un lado, mientras la derecha (la inferior) se eleva de manera pasiva. Pero no fuerces este

movimiento. Mantén relajado el abdomen y deja que se mueva a consecuencia del movimiento de descenso de tu diafragma.

- Espira por la nariz y relájate sin más, dejando que la caja torácica y el abdomen vuelvan por sí solos a una posición de reposo neutral.

Según vayas dominando este tipo de respiración, empieza a prestar atención a otros músculos del cuerpo para determinar si los estás activando al respirar.

¿El cuello, los hombros y los omóplatos se mueven? ¿Algunos músculos de la cara y de la mandíbula se tensan cuando inspiras o espiras?

Procura relajarlos todo lo que puedas hasta que solo se activen los músculos respiratorios primarios.

SI TIENES APROBADO O SUSPENSO, HAZ LA RESPIRACIÓN DE AISLAMIENTO DEL ABDOMEN

Este es el primer paso para aprender a practicar la respiración diafragmática. La técnica se centra en suprimir cualquier tensión innecesaria o el impulso de meter tripa que puedas haber adquirido con el tiempo. Cada ciclo de respiración se practica así:

- Empieza tendido boca arriba con las rodillas dobladas.
- Pon la mano derecha sobre el ombligo y la mano izquierda sobre el pecho.
- Inspira por la nariz, despacio y con suavidad, centrándote en hacer que suba la mano derecha (la inferior) mientras mantienes la izquierda (la superior) todo lo inmóvil que puedas.
- No creas que tienes que llenar tus pulmones del todo, pues una respiración profunda te obligaría a activar más músculos en la parte superior del tórax. Deja de inspirar cuando estén a punto de activarse los músculos del tórax superior.
- Espira por la nariz y relájate sin más, dejando que la caja torácica y el abdomen vuelvan por sí solos a una posición de reposo neutral.

Nota: Tal vez este ejercicio te parezca imposible al principio. Al fin y al cabo, estás intentando respirar de manera opuesta a como has respirado durante muchos años.

Si te resulta muy difícil, no te desanimes. Solo es cuestión de paciencia y de práctica.

Sigue experimentando y concéntrate en activar músculos distintos.

¡Acabarás por dominarlo!

Cómo se hace la contención de la respiración

Esta sigue el mismo proceso que la prueba 3 para la evaluación del tiempo de contención de la respiración expuesta en la página 66. Una vez que hayas realizado tus ciclos de respiración, practica los pasos siguientes.

Recuerda que esta prueba no es una medida del tiempo máximo que puedes pasar conteniendo la respiración. Solo aguantamos la respiración hasta que sentimos los primeros indicios de «sed de aire».

Si quieres, puedes cronometrar las contenciones de la respiración. Pero yo recomiendo a mis pacientes que solo cronometren las contenciones de la respiración cuando hagan la evaluación al final de cada semana.

- Haz una inspiración normal por la nariz; después, espira de manera normal por la nariz (no vacíes los pulmones del todo, se trata de una espiración normal).
- Comprímete la nariz con los dedos para impedir las inspiraciones involuntarias.
- Relájate sin más hasta que notes los primeros indicios de sed de aire. Una buena señal son los movimientos involuntarios de los músculos. El abdomen se puede contraer o puede temblar. Además puedes sentir tensión en el cuello y la garganta.

• Suéltate la nariz e inspira con suavidad. Si sientes el impulso de tomar una gran bocanada de aire, es que has contenido la respiración demasiado tiempo. Deberías poder respirar con normalidad y en calma desde el primer momento.

Advertencia de seguridad:

No debes realizar ejercicios en los que contengas la respiración durante mucho tiempo si estás embarazada o padeces alguno de los trastornos siguientes:

• Epilepsia.
• Tensión arterial no controlada.
• Anemia de células falciformes.
• Cualquier problema de corazón grave en los últimos 6 meses.

Si no sabes con seguridad si estos ejercicios pueden suponer un riesgo para ti, consulta a tu médico, por favor.

5 minutos de ejercicio para el enfoque

Ahora que ya has completado los 15 minutos de ejercicio para el *core*, ha llegado el momento de centrar tu atención en el área que debes mejorar principalmente.

Para ello, teniendo en cuenta las calificaciones que obtuviste en las tres pruebas, elige la prueba en la que tienes peor calificación. Seguidamente, realiza los ejercicios que se indican a continuación para mejorar ese aspecto concreto de tu respiración. Si la peor calificación se repite en dos pruebas o en las tres (por ejemplo, tienes dos aprobados), alterna los ejercicios en días sucesivos (¡o hazlos todos si tienes tiempo!).

Prueba visual

Si tienes la calificación más baja en la prueba visual, haz los dos ejercicios siguientes.

1. RODILLO DE ESPUMA

Los rodillos de espuma *(foam roller)* blandos son muy útiles para ganar flexibilidad en la caja torácica y en la columna vertebral torácica. Se pueden comprar por internet, son baratos y los puedes aplicar a muchos grupos musculares del cuerpo.

- Tiéndete de espaldas, con las piernas flexionadas y los pies apoyados en el suelo.
- Coloca el rodillo de espuma hacia la mitad de la espalda.
- Levanta los brazos por encima de la cabeza y entrecruza los dedos. Los codos flexionados, los brazos relajados, dejando que la gravedad tire de ellos hacia el suelo. No despegues los glúteos del suelo.
- Deberías sentir la presión del rodillo y el estiramiento de los músculos dorsales anchos, la espalda alta y la caja torácica, pero ningún dolor. Si sientes dolor, sustituye el rodillo de espuma por una toalla enrollada, que será más suave para tu espalda.

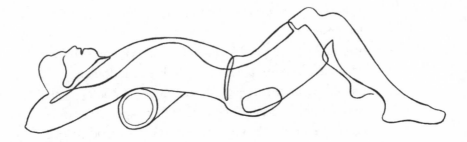

- Inspira por la nariz dirigiendo el aire hacia la espalda baja/media durante 4 segundos; después, espira por la nariz o por la boca (lo que te parezca mejor) durante 4 segundos, relajándote más en el estiramiento.
- Sigue así 2 minutos. Si necesitas un breve descanso, puedes mantener el estiramiento 45 segundos, descansar 30 segundos y volver a estirarte 45 segundos.

2. RESPIRACIÓN ABDOMINAL CON PESO

En este ejercicio pondremos algo de peso sobre el abdomen para generar resistencia y sensibilidad en tu respiración abdominal. Necesitarás algo de peso que puedas disponer cómodamente sobre tu abdomen: un montón de libros, un saco de arroz pequeño o incluso una pesa con asa de las llamadas *kettlebells* o pesas rusas. Un peso de 4 a 6 kilos será el más conveniente.

- Tiéndete en el suelo con las rodillas flexionadas y los pies apoyados en el suelo.
- Coloca el peso sobre tu abdomen, un poco más arriba del ombligo.
- Inspira despacio por la nariz y céntrate en empujar hacia el cielo el peso que descansa sobre el abdomen.
- Espira y relájate sin más, dejando que el abdomen vuelva por sí solo a una posición neutra de reposo (el movimiento te resultará muy rápido por el peso añadido que tienes sobre el abdomen).

- Repítelo 30 veces.

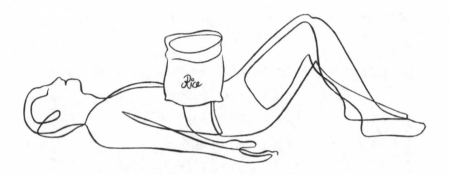

Prueba de capacidad vital

Si tienes la calificación más baja en la prueba de capacidad vital, haz el ejercicio siguiente.

1. RODILLO DE ESPUMA

Haz el mismo ejercicio con el rodillo de espuma que describimos para la prueba visual. Mantén la posición durante 5 minutos en total. Si necesitas un breve descanso, puedes mantener el estiramiento durante 2 minutos.

Prueba de tolerancia al CO_2

Si tienes la calificación más baja en la prueba de tolerancia al CO_2, haz el ejercicio siguiente.

1. EJERCICIO DEL BAILE DEL DIÓXIDO DE CARBONO

Si tienes la calificación más baja en esta prueba, practicarás un ejercicio para aumentar tu tolerancia al CO_2. El ejercicio parte de la idea de permitir que se acumule en la sangre un nivel tolerable de CO_2. Respirando más despacio y con menor volumen mantendrás el CO_2 en sangre durante más tiempo.

Advertencia de seguridad:

No debes realizar este ejercicio si estás embarazada o padeces alguno de los trastornos siguientes:

- Epilepsia.
- Tensión arterial no controlada.
- Anemia de células falciformes.
- Cualquier problema de corazón grave en los últimos 6 meses.

Si no sabes con seguridad si estos ejercicios pueden suponer un riesgo para ti, consulta a tu médico, por favor.

- Siéntate o túmbate.
- Inspira despacio y con suavidad, adoptando la pauta de respiración diafragmática o la de aislamiento del abdomen (páginas 91-93). Si quieres, puedes orientarte apoyando las manos en el tórax o en el abdomen.
- Espira y relájate sin más, dejando que el abdomen vuelva por sí solo a una posición neutra de reposo.
- Empieza a reducir la profundidad de la respiración, haciendo cada inspiración un poco más corta que la anterior, hasta que notes un deseo tolerable de respirar. Cuando hayas llegado a dicho punto, mantén esa profundidad de respiración.
- Es aquí cuando el ejercicio empieza a parecer un baile. Intentarás mantener constante esta sed de aire, aumentándola o reduciéndola a base de modificar la profundidad de tu respiración. Si la sed de aire se vuelve demasiado intensa, aumenta un poco la profundidad de varias respiraciones para llevar el CO_2 hasta un nivel tolerable. Si resulta demasiado fácil, reduce un poco más la inspiración siguiente.
- Si sientes que la necesidad de respirar te resulta demasiado intensa y que necesitas tomar una bocanada de aire, es que has ido demasiado lejos. En tal caso, respira normalmente durante 15 segundos y después sigue reduciendo la profundidad de tu respiración.

- Con el tiempo serás capaz de reducir significativamente la profundidad y el movimiento de tus músculos respiratorios... ¡hasta te puede llegar a parecer que no estás respirando en absoluto!
- Atiende, también, a tus emociones durante el ejercicio. ¿Te produce estrés o pánico? ¿O consigues relajarte a pesar de la leve incomodidad que sientes?
- El objetivo de este ejercicio sería que mantuvieras este deseo de respirar en un nivel tolerable durante 5 minutos. Pero, si te parece que necesitas dividirlo en tramos de 30, de 45 o de 60 segundos, no pasa nada.

Resumen

15 MINUTOS DE EJERCICIO PARA EL *CORE*

Estiramientos
Torsiones de
    pectorales
Perros verticales
Flexión hacia delante
Gato-vaca
Postura de la puerta
Contracción y
    relajación del
    psoas
Torsión de columna

Ejercicio 1: Calentamiento de los músculos respiratorios con balanceos de respiración

Ejercicio 2: Mejorar la mecánica respiratoria y la tolerancia al CO_2

5 MINUTOS DE EJERCICIO PARA EL ENFOQUE

Prueba visual
Rodillo de
espuma
Respiración
abdominal con
peso

Prueba de capacidad vital
Rodillo de
espuma

Prueba de tolerancia al CO_2
Baile del
dióxido de
carbono

Tu manera de respirar es un reflejo de cómo te sientes

Recuerda la última vez que te sentiste estresado, nervioso o con ansiedad. ¿Cambió tu manera de respirar? Quizá notases que empezabas a respirar más deprisa o de manera menos profunda. Hasta puede que empezaras a inspirar y espirar por la boca. Quizá advirtieras que estabas conteniendo la respiración.

Cuando nos sentimos estresados, nuestro cuerpo modifica automáticamente nuestra manera de respirar. Por ello, solemos respirar más deprisa, empleando músculos respiratorios secundarios del tórax superior que no están pensados para emplearse constantemente.

Si estás estresado de manera constante, tendrás una respiración estresada. Cuando sucede esto, no solo se altera nuestra respiración, sino que se producen simultáneamente muchos otros cambios en nuestro cuerpo sin que nos demos cuenta de ello siquiera.

El cuerpo humano es una máquina que adquiere hábitos. Si sigues respirando de esta manera, crearás un hábito inconscientemente. El hábito respiratorio puede permanecer aunque el factor externo de estrés haya desaparecido. Entonces, así como tus emociones afectan a tu respiración, también sucede lo contrario: tu manera de respirar influye en cómo te sientes.

Si esta manera de respirar se prolonga durante demasiado tiempo, empezará a provocar efectos adversos sobre tu salud. Puede que al principio no notes más que irritabilidad, tensión en el cuello y en los hombros o dificultades para dormir.

Más adelante puede desembocar en ansiedad, insomnio, fatiga crónica, problemas digestivos y dolores musculares. Pero no todo es malo. La buena noticia es que la solución se encuentra en el problema mismo. Dado que podemos emplear nuestra respiración para cambiar nuestra fisiología, también puede servirnos de herramienta para gestionar nuestro estado interno.

4

TU JUEGO DE HERRAMIENTAS COTIDIANAS PARA LA RESPIRACIÓN CONSCIENTE

Dedicaremos el resto del libro a proporcionarte las técnicas que necesitas para sacar el máximo partido de esta herramienta maravillosa que llamamos respiración.

Algunas de estas técnicas son fruto de miles de años de cultura y de tradición; otras se han desarrollado recientemente en la clínica, en el gimnasio o en el laboratorio, en condiciones estrictas de investigación. Yo mismo he creado muchas técnicas que he puesto a prueba con mis pacientes y con resultados enormemente positivos. Con independencia del origen que tenga una técnica, lo único que hacemos es modificar nuestra manera de respirar para influir sobre nuestra fisiología y producir el resultado deseado.

En este capítulo vamos a describir diversas técnicas esenciales que puedes aplicar a diario, desde el momento en que abres los ojos por la mañana hasta que apoyas la cabeza en la almohada por la noche.

Para empezar es importante observar que la relación que mantienes con tu respiración es única y singular; por este motivo, las técnicas de respiración afectarán de manera distinta a cada persona. Por ejemplo, a algunas personas les resulta muy estresante contener la respiración después de haber espirado (¡y eso no es bueno si el propósito de esta técnica es intentar relajarse!), mientras que a otras las llena de paz y de dicha.

Lo que ofrezco no es más que una guía con muchas opciones y variantes; lo más importante es que atiendas a las sensaciones que te producen. Estas técnicas son una invitación a tomar conciencia de tu estado físico, mental y emocional. Observar tu propia respiración y cómo te afecta es una de las formas de introspección más íntimas que puedes realizar.

Consejo:

Cuando empieces a aprender las técnicas de respiración, con frecuencia se te pedirá que atiendas a la duración de cada una de las partes de la respiración (por ejemplo: inspira 3 segundos, espira 6 segundos). Sin embargo tiene la misma importancia recalcar cuáles son los músculos que estás utilizando para inspirar y espirar. Por tanto, quisiera que en todas las técnicas que verás a continuación partieras de la base de que has de practicar siempre la respiración diafragmática correcta, tal como la describo en el capítulo anterior, a menos que te indique lo contrario.

Acostúmbrate a la escala del volumen respiratorio (VR)

Son muchas las características de la respiración que puedes modificar para establecer una técnica respiratoria. Una característica que se suele pasar por alto cuando se enseña una técnica es el volumen de la inspiración y la espiración, que puede tener un efecto importante sobre el resultado final. En los ejercicios siguientes recalcaré el volumen de la inspiración y de la espiración por medio de una escala de volumen respiratorio (VR) que va del 1 al 10, como medida del volumen que debes inspirar o espirar. Haz lo siguiente para irte acostumbrando a esta escala:

- Haz una inspiración completa llenando los pulmones por completo. Deberás sentir expansión en el abdomen, en el tórax y en la zona de las clavículas. Esto es un VR 10.
- Espira sin fuerza mientras relajas todos los músculos del cuerpo, hasta que el tórax y el abdomen se te hayan reducido hasta su tamaño neutro. Esto es un VR 5.
- Ahora, aplica algo de energía para espirar con vigor, comprimiendo los abdominales hasta que te parezca que no te queda más aire en los pulmones. Esto es un VR 1.

El primer paso de la respiración consciente: la conciencia de la respiración

El paso primero y más importante de toda práctica de respiración consciente consiste, simplemente, en dirigir tu atención hacia tu respiración sin intentar modificarla. Tú eres el observador, el vigilante y el testigo de la naturaleza en acción. Tu respiración es lo que te ancla al aquí y al ahora; nunca está en el pasado y nunca está en el futuro.

Se da la circunstancia de que esta práctica es muy relajante de suyo, aunque al principio resulta un poco complicada. Puede ser muy difícil observar la propia respiración sin asumir su control, sobre todo para las personas que tienen dificultades para dejar de ser controladoras en alguno de los aspectos de su vida o en muchos de ellos.

Nuestra manera de respirar es un reflejo de nuestro modo de abordar la vida. Así pues, a una persona a la que le gusta controlarlo todo constantemente le puede costar trabajo dejar que se produzca la respiración sin asumir el control de la misma. No obstante, con la práctica, te resultará más fácil, y al final lograrás dejar de intervenir para permitir que tu respiración fluya de manera natural.

PRACTICA LA CONCIENCIA DE LA RESPIRACIÓN

- Siéntate cómodamente.
- Cierra la boca y deja que entre y salga el aire por la nariz.
- Empieza observando las sensaciones físicas de la respiración:
  - Sigue el flujo del aire por la nariz hasta los pulmones: ¿cómo lo sientes?
  - ¿Qué músculos mueves al respirar?

- A continuación, empieza a prestar atención a los reflejos naturales de tu respiración:
  - o ¿Cuándo quiere inspirar tu cuerpo, y durante cuánto tiempo?
  - o ¿Quiere tu cuerpo hacer una pausa al final de la inspiración?
  - o ¿Cuándo quiere tu cuerpo empezar a espirar, y durante cuánto tiempo?
  - o ¿Quiere tu cuerpo hacer una pausa al final de la espiración?
- Sigue observando la respiración en su forma natural. No hay nada bien hecho ni mal hecho, no tienes que conseguir nada ni que corregir nada. Solo tienes que observar con curiosidad. ¡Deja que la respiración te respire a ti!
- Repite esta práctica durante 3 o 5 minutos por lo menos para obtener su efecto relajante. Esta práctica es fantástica para la meditación, y puedes seguir realizándola todo el tiempo que quieras.

Es absolutamente normal que tu mente se desvíe o se distraiga mientras realizas esta práctica: ¡no te preocupes! Cuando te des cuenta de que tienes la cabeza en otra parte, solo tienes que volver a dirigir tu conciencia y tu enfoque hacia la respiración siguiente.

Veamos ahora algunas sugerencias sobre cómo puedes emplear la respiración en diversos momentos de la jornada.

MOTIVACIÓN PARA LA MAÑANA

RESPIRAR PARA DESPERTAR EL CUERPO

Empieza el día cabalgando las olas de la respiración

Cuando estamos dormidos muchas funciones vitales se ralentizan, entre ellas, la frecuencia respiratoria, el ritmo cardíaco y la tensión arterial. Por ello, quizá no sea muy buena idea saltar de la cama en cuanto te despiertes. Tu cuerpo tiene que hacer un esfuerzo para adaptarse a este acto repentino, lo que puede producirte un estrés innecesario.

En vez de ello, puedes recurrir a tu respiración para despertar suavemente el cuerpo y estimular los sistemas respiratorio, nervioso, cardiovascular, linfático y digestivo para que estén más activos.

He llamado a este ejercicio «cabalgar las olas de la respiración» porque en él creamos con nuestra respiración una ola de movimiento que recorre nuestro cuerpo. Estamos cabalgando, literalmente, las olas de nuestra respiración, empezamos en el abdomen, subimos por las costillas medias y terminamos en el tórax. ¡Desde luego que es mucho mejor que quedarte diez minutos en la cama mirando las redes sociales desde el teléfono!

CABALGAR LAS OLAS DE LA RESPIRACIÓN

- Tendido en la cama, ponte una mano sobre el ombligo y la otra sobre el tórax, tocando con la punta del dedo índice el extremo inferior del esternón (de manera que tu mano descansará sobre el final de las costillas).
- Inspira por la nariz dirigiendo el aire al abdomen, lo que hace que la mano que tienes en el abdomen se eleve unos centímetros y la mano del esternón apenas se mueva (VR 7).
- Espira por la boca con un suspiro relajado (VR 5).
- Repite esta pauta 3 veces.
- A continuación, inspira por la nariz, de manera que la mano del abdomen se eleve en primer lugar. Un segundo después de que haya empezado a ascender la mano del abdomen, deja que el aire empiece a subir a las costillas medias, sintiendo cómo se expanden hacia los lados (VR 8).
- Espira por la boca con un suspiro relajado (VR 5).
- Repite esta pauta 3 veces.
- A continuación, repite la respiración de abdomen y costillas medias; pero esta vez, poco después de que hayan empezado a expandirse las costillas medias, deja que el aire suba hasta las clavículas (VR 9).
- Espira por la boca con un suspiro relajado (VR 5).
- Repite esta pauta 3 veces.

ESTIMULANTES PARA LA TARDE

RESPIRAR PARA TENER ENERGÍA

Aliento de fuego
(*kapalbhati pranayama*)

Este ejercicio, que procede de la práctica yóguica de respiración del *pranayama*, está pensado para aportar claridad a la región frontal del cerebro, que es la responsable de las funciones cerebrales de orden superior, como la cognición avanzada, la percepción sensorial, la iniciación de los comandos motores y del lenguaje. ¡Son el tipo de funciones que te harán falta en el primer turno de tarde!

Lo más importante que hay que tener en cuenta al realizar el Kapalbhati es que debes concentrar la energía en la espiración, mientras que la inspiración es pasiva. Como has aplicado fuerza en la espiración, en cuanto te relajes entrará el aire automáticamente con la inspiración. En la práctica, tú realizas la espiración y después dejas que la inspiración se haga sola. Yo he añadido al Kapalbhati tradicional un paso respiratorio adicional que a mis pacientes y a mí nos gusta mucho.

> **Advertencia de seguridad:** No debes realizar este ejercicio si estás embarazada o tienes algún problema de estómago, como, por ejemplo, una úlcera.

- Este ejercicio de respiración se puede practicar de pie o sentado.
- Espira con fuerza por la nariz, contrayendo, también con fuerza, los músculos abdominales (VR 3).
- Después de la espiración, deja que la inspiración se produzca por sí sola mientras relajas los músculos abdominales (VR 5).
- Realiza 20 respiraciones rápidas.
- Inspira por la nariz a fondo (VR 9).
- Contén la respiración 10 segundos.
- Mientras contienes la respiración, relaja el abdomen, la espalda, el tórax, los hombros y el cuello; puede que sientas una leve presión en la cabeza.
- Espira suspirando por la boca y relájate unos segundos (VR 5).
- Repítelo 3 veces.

El conejito de la energía

La próxima vez que sientas que te falta ese café de última hora de la tarde, ahórrate lo que cuesta y limítate a respirar: ¡es gratis! El «conejito de la energía» es una variante de una técnica de la tradición sufí. Yo lo llamo así porque, al respirar, inspirarás rápidamente por la nariz, con lo que muchas personas agitan la nariz como los conejitos...

Respirarás a ritmo rápido y llenarás los pulmones por completo. Esta combinación de ritmo rápido y respiración profunda resulta increíblemente estimulante y es muy útil si te sientes somnoliento o atontado y necesitas una inyección rápida de energía.

Esta manera de respirar puede producirte un cierto mareo, y hasta puedes llegar a sentir zumbidos en el cuerpo. No te preocupes; todo esto es completamente normal. Todo vuelve a la normalidad a los pocos segundos de dejar de respirar de este modo, con la única diferencia de que te sentirás mucho más lleno de energía.

- Este ejercicio de respiración se puede practicar de pie o sentado.
- Espira de manera relajada (VR 5).
- Haz tres inspiraciones rápidas y potentes por la nariz, llenándote los pulmones un poco más con cada una. Las inspiraciones tendrán igual duración. Tras la última inspiración deberás tener un volumen respiratorio de hasta VR 9.
- Espira soltando un gran suspiro por la boca (VR 5).
- Así se completa un ciclo de respiración. Intenta completar 36 ciclos de respiración por minuto, de modo que cada ciclo debe durar algo menos de 2 segundos.
- Repite esta pauta durante 45 o 60 segundos y ¡observa lo distinto que te sientes!

ANULADORES DEL ESTRÉS

RESPIRAR PARA RELAJARTE

En 2018 se llevó a cabo en el Reino Unido una amplia encuesta según la cual en el último año un 74% de los participantes se habían sentido abrumados o incapaces de afrontar una situación debido al estrés[4].

La respuesta fisiológica al estrés está dirigida por el sistema nervioso autónomo (SNA). El SNA es esa parte de tu sistema nervioso que regula los procesos vitales automáticos e involuntarios, como el ritmo cardíaco, la tensión arterial, la respiración y la digestión.

El SNA se divide en dos subsistemas: el sistema nervioso simpático (SNS) y el sistema nervioso parasimpático (SNP). Puedes considerar que el SNS es el acelerador de nuestro cuerpo. Pone en marcha la respuesta de «lucha o huida» (que también puede ser de parálisis, aunque esto es menos conocido), activa el cuerpo para que esté preparado para la acción y pueda reaccionar ante un peligro percibido. Cuando ha pasado el peligro, el SNP actúa de freno y potencia la respuesta de «reposo y digestión» que, a su vez, favorece la relajación y la recuperación del cuerpo. Si el SNS es el acelerador y el SNP es el freno, puedes considerar que tu respiración es el conductor que lo dirige todo.

La respiración coherente

Cuando nos sentimos relajados, estamos experimentando una mayor actividad en el SNP. El nivel de actividad del SNP se refleja en la variabilidad de la frecuencia cardíaca (VFC), que mide las variaciones naturales del tiempo transcurrido entre los latidos del corazón.

Mucha gente tendería a creer que lo deseable es tener menos variaciones del tiempo transcurrido entre los latidos (una VFC baja); pero lo cierto es que una variación saludable del tiempo entre latidos (una VFC mayor) es señal de un sistema nervioso equilibrado y flexible y de un sistema cardiovascular sano. Uno de los medios más eficientes para influir en tu VFC es a través de la respiración.

La respiración coherente, que se describió por primera vez en el libro de Stephen Elliott *The New Science of Breath (La nueva ciencia de la respiración)*, consiste en respirar a razón de 5 respiraciones por minuto (6 segundos de inspiración, 6 segundos de espiración), y se ha demostrado que optimiza la VFC[5].

- Empieza en posición de sentado o acostado.
- Inspira por la nariz durante 6 segundos (VR 8).
- Espira por la nariz durante 6 segundos (VR 3).
- Repite este ciclo durante al menos 3 minutos, aunque lo cierto es que puedes seguir practicándolo sin límite de tiempo.

- Si te cuesta trabajo inspirar y espirar durante 6 segundos, reduce el tiempo a 5 o a 4 segundos y empieza por acostumbrarte a respirar a ese ritmo. Después puedes ir subiendo hasta los 6 segundos.
- Si mides más de 181 cm, puedes optar por respirar más despacio todavía: prueba con 7 segundos de inspiración y 7 segundos de espiración.
- Para niños de menos de 10 años, prueba con 4 segundos de inspiración y 4 segundos de espiración.

Haz esta prueba

Localízate el pulso en la muñeca y empieza a desacelerar tu respiración, inspirando 4 segundos y espirando 4 segundos. Compara al ritmo de tu pulso cuando inspiras y cuando espiras. ¿Te has fijado en que el pulso se desacelera cuando espiras? Verás, pues, que tu manera de respirar ejerce una influencia rápida sobre la variabilidad de tu frecuencia cardíaca.

Respiración de las 5 de la tarde

Con esta técnica espirarás durante más tiempo del que inspiras y harás una breve pausa tras la espiración. Los estudios han demostrado que prolongando la espiración, haciéndola más larga que la inspiración, puedes aumentar de manera significativa el nivel de activad de tu nervio vago, que es el nervio más largo del SNA, con lo que, a su vez, activarás la respuesta de relajación[6].

Yo llamo a esta técnica «respiración de las 5 de la tarde» porque se supone que las 5 de la tarde son ese momento alegre en que algunos terminamos de trabajar, nos relajamos y nos soltamos el pelo. El nombre también nos hace pensar en el ritmo de 5 respiraciones por minuto, y la técnica está pensada para ayudarte a distenderte y a desestresar tus sistemas internos.

- Empieza sentado o acostado.
- Inspira por la nariz 4 segundos (VR 8).
- Espira por la nariz 6 segundos (VR 3).
- Contén la respiración 2 segundos.
- Lo anterior equivale a un ciclo de respiración.
- Repite este ciclo de respiración al menos 10 veces.
- Puedes seguir repitiéndolo hasta que hayas alcanzado el estado de relajación deseado.

Respiración de doble calma

Si te ha resultado incómodo contener la respiración después de espirar en la técnica de la respiración de las 5 de la tarde, prueba con esta técnica. Se llama «de doble calma» porque duplicamos la duración de la parte de la respiración que activa el nervio vago, es decir, la espiración.

- Empieza sentado o acostado.
- Inspira por la nariz 4 segundos (VR 8).
- Espira por la nariz 8 segundos con los labios entrecerrados (VR 3).
- Lo anterior equivale a un ciclo de respiración.

Repite este ciclo de respiración al menos 15 veces; o puedes seguir repitiéndolo hasta que hayas alcanzado tu estado deseado de relajación.

- Si los 8 segundos se te hacen muy largos, practica la técnica con 3-6 o con 2-4 y ve subiendo poco a poco hasta que estés cómodo con la espiración de 8 segundos.

Respiración de abejorro
(*bhramari pranayama*)

Esta es otra técnica clásica procedente de las prácticas yóguicas de respiración del *pranayama*, y se ha demostrado que reduce el ritmo cardíaco y la tensión arterial[7]. Con esta técnica tienes que hacer algo de ruido, de modo que quizá no sea ideal para practicarla en una oficina silenciosa; pero es excelente para hacerla en tu casa o en un autobús o tren ruidosos.

- Siéntate cómodo, con la espalda recta.
- Cierra la boca y los labios.
- Inspira despacio por la nariz (VR 8).
- Espira por la nariz, emitiendo un sonido de «mmm», como el zumbido de un abejorro (BV 3).
- El sonido debe ser suave, pero lo bastante intenso como para que notes las vibraciones en la parte delantera del rostro y del cráneo.
- También puedes experimentar con zumbidos en distintos tonos para observar si te producen efectos diferentes.
- Repítelo al menos 5 veces, o todas las necesarias para que sientas los efectos.
- Para obtener todo el efecto puedes incluso taponarte los oídos con los índices, empujando hacia abajo el trago (la parte saliente de la oreja por delante de la entrada del canal auditivo). Así se potencia el efecto del sonido al zumbar.

TRANQUILIZANTES DE NOCHE

RESPIRAR PARA DORMIR

El doctor Matthew Walker afirma en su libro *Why We Sleep (Por qué dormimos)* que «las causas principales de enfermedades y de muerte en los países desarrollados, de las enfermedades que están sobrecargando los sistemas sanitarios, como las enfermedades cardíacas, la obesidad, la demencia senil, la diabetes y el cáncer, tienen relaciones claras y demostradas de causa y efecto con la falta de sueño».

Entonces, ¿cómo podemos utilizar la respiración para dormir algo mejor? A nuestro cuerpo se le da muy bien adquirir hábitos. Si estás en modo de acción todo el día y todos los días, tus sistemas físicos tendrán una gran tendencia a seguir en ese modo. La consecuencia será que, aun cuando pongas la cabeza en la almohada, tu cuerpo no te lo pondrá fácil para desconectar, por muy cómoda que sea tu cama. Pero puedes servirte de tu respiración para calmar tu sistema nervioso, enseñándole a pasar de un estado de alta activación a un estado de reposo y relajación. El hecho de centrarte en tu respiración también te ayudará a volver al momento presente y a desacelerar los pensamientos desbocados.

He aquí una selección de técnicas que han servido verdaderamente a mis pacientes para dormir más y mejor. Por eso te recomiendo que las pruebes la próxima vez que estés dando vueltas en la cama sin poder dormir.

Respiración de escalera

Con esta técnica respiratoria vas prolongando progresivamente la duración de tus inspiraciones y espiraciones, concentrándote en lo que sientes al cambiar el ritmo de la respiración mientras calmas poco a poco el sistema nervioso.

Esta respiración lenta fomenta la actividad parasimpática, mientras que los conteos sucesivos y variables tienen ocupada la mente.

- Esta técnica se practica acostado en la cama.
- Inspira despacio por la nariz mientras cuentas 4 segundos (VR 8).
- Espira despacio por la nariz mientras cuentas 4 segundos (VR 3).
- A continuación, inspira mientras cuentas 5 segundos, y después espira mientras cuentas 5 segundos.
- Sigue prolongando la duración de las inspiraciones y espiraciones hasta que llegues a los 10 segundos de inspiración y de espiración.

Nota: No es indispensable que llegues a los 10 segundos si no te sientes cómodo. Prolonga la respiración hasta donde puedas llegar con facilidad.

- Cuando hayas llegado a los 10 segundos, puedes seguir respirando a ese ritmo, seguir aumentando la duración de tus inspiraciones y espiraciones o incluso puedes subir y bajar por la escalera.

- Si optas por volver a bajar, será mejor que no bajes de los 6 segundos por inspiración y espiración.

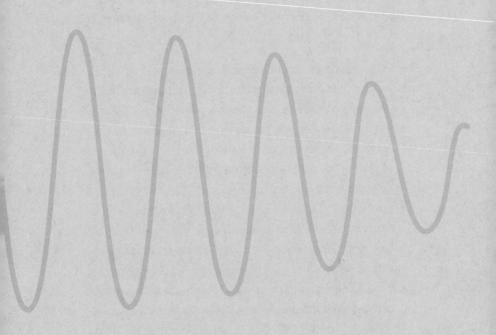

Respirar y soltar

La técnica de respirar y soltar es una variante de la relajación muscular progresiva, que es una terapia de relajación en la que vas contrayendo sucesivamente todos los grupos musculares de tu cuerpo para relajarlos después. Esta técnica, combinada con la respiración, te aporta una fórmula poderosa para relajar la tensión física de tu cuerpo y relajar la mente al mismo tiempo.

- Esta técnica se practica acostado en la cama.
- Inspira despacio por la nariz (la duración precisa de la inspiración no tiene importancia, pero debe ser lenta).
- Mientras inspiras, imagínate que diriges el aire hacia un grupo muscular determinado; y, mientras diriges el aire, tensa poco a poco ese músculo hasta llegar al final de la inspiración.
- Puede hacerte falta algo de práctica para coordinar la respiración y la tensión muscular simultáneamente.
- Contén la respiración y mantén la tensión durante un par de segundos.
- Empieza a espirar por la nariz todo lo despacio que puedas; mientras espiras, relaja poco a poco el grupo muscular tenso hasta que lo sientas como si fuera de gelatina.
- Repite este proceso con todos los grupos musculares del cuerpo, empieza por la frente y baja desde allí hasta llegar a los dedos de los pies.

Respiración 4-7-8

Fue el célebre doctor Andrew Weil quien popularizó la respiración 4-7-8. Esta técnica procede del *pranayama*, y sirve de «tranquilizante natural del sistema nervioso», que deja el cuerpo en un estado de calma y de relajación. Se han observado resultados notables. El doctor Weil recomienda, para obtener los máximos resultados de esta técnica, practicarla al menos dos veces al día, además de cuando quieras dormir. A uno de mis alumnos esta técnica le resultaba tan eficaz que, al cabo de un par de semanas de práctica diaria, solía quedarse dormido antes de llegar al último ciclo de respiración.

- Esta técnica se practica acostado en la cama.
- Para empezar, apoya la punta de la lengua en las encías, por detrás de los dientes incisivos superiores, y mantenla allí durante todo el ejercicio.
- Espirarás por la boca, alrededor de la lengua; si esto te resulta difícil, prueba a fruncir un poco los labios.
- Espira por la boca; proferirás un suave silbido (VR 2). Quizá se te haga un poco raro espirar alrededor de la lengua; practícalo unas cuantas veces hasta que te acostumbres.
- Cierra la boca e inspira suavemente por la nariz durante 4 segundos (VR 8).
- Contén la respiración 7 segundos.

- Espira por la boca con un poco de fuerza, produciendo un suave silbido durante 8 segundos (VR 3).
- Lo anterior equivale a un ciclo completo de respiración.
- Repite el ciclo tres veces más hasta completar un total de 4 ciclos de respiración. Si te sientes cómodo, puedes aumentar el número de ciclos hasta llegar a 8, pero no sobrepases este número.

Nota: Si esta forma de respirar te parece muy lenta, puedes hacer el conteo un poco más deprisa de a segundo por número, e ir más despacio más adelante. Lo más importante es que mantengas la proporción de inspiración-contener-espiración en contar 4 – 7 – 8.

Respirar para el dolor crónico de la espalda baja

Se ha observado en muchos estudios una correlación entre el dolor de la espalda baja y los trastornos de las pautas de respiración. Los fisioterapeutas y otros profesionales de la sanidad de todo el mundo están prestando mayor atención a la respiración correcta como vía de tratamiento para los pacientes con dolor en la zona lumbar.

Algunos músculos primarios y secundarios que se utilizan en la respiración están conectados con la espina lumbar, y también son músculos estabilizadores claves. Cuando no funcionan correctamente pueden causarte estragos en la espalda baja.

Si sigues el programa de 21 días *Respirar bien* (capítulo 3), avanzarás mucho en cuanto a reacondicionar la mecánica respiratoria para devolverla a su estado óptimo. Pero hay veces en que el dolor de espalda no está relacionado con la estructura mecánica de tu cuerpo.

El doctor John Sarno, especialista en dolor de espalda de fama mundial, creía que una buena parte de los dolores de espalda eran, en realidad, síntomas de un proceso psicosomático que arrancaba de factores emocionales. Explicó en su libro *La mente dividida* que el cerebro nos distrae haciéndonos sentir dolor para que dejemos de experimentar emociones negativas.

Por ejemplo, el cerebro hace que atendamos al dolor para que no tengamos que reconocer que mantenemos una relación de pareja tóxica, que no nos gusta nuestro trabajo o que no hemos resuelto nuestros traumas del pasado.

Sarno creía que el cerebro producía el dolor reduciendo de manera inconsciente el flujo sanguíneo, y, por tanto, el suministro de oxígeno, a los músculos y a los nervios de la espalda.

En mi trabajo he visto a muchas personas que habían probado todo tipo de tratamientos físicos sin éxito obtener resultados positivos con la respiración consciente. He presenciado alguna vez una remisión inmediata y permanente de los síntomas.

En la página 199 puedes leer algo más acerca de la Respiración Consciente Integrativa, un método que puede resultar útil en estos casos.

5

UN MUNDO DE TÉCNICAS RESPIRATORIAS

Ahora que hemos aprendido algunas técnicas que resultarán útiles para todo el mundo, dedicaremos el resto del libro a presentar diversas técnicas orientadas a situaciones concretas de la vida. Puede que no todas te resulten relevantes ahora mismo; no obstante, no te olvides de este libro, pues nunca sabes qué técnicas podrían serte útiles más adelante. He dividido el último capítulo en cinco secciones:

Bienestar mental: La ira y la frustración; tensión al volante; nervios; ansiedad y ataques de pánico; ansiedad de rendimiento; el ensayo mental; la toma de decisiones; la creatividad; enfoque y concentración; la meditación.

Rendimiento en el deporte: beneficios de la respiración nasal; entrenamiento en altura; recuperación después del ejercicio.

Salud física: mejor sexo; dejar de fumar; dolores de cabeza y migrañas; asma; hipertensión arterial; dolor; resaca; náuseas y mareo en los viajes.

Método Wim Hof: enfermedades autoinmunes; endometriosis; dolor y fatiga crónicos; síndrome del intestino irritable; mal de altura.

Respiración Consciente Integrativa: el extraordinario poder sanador de la respiración.

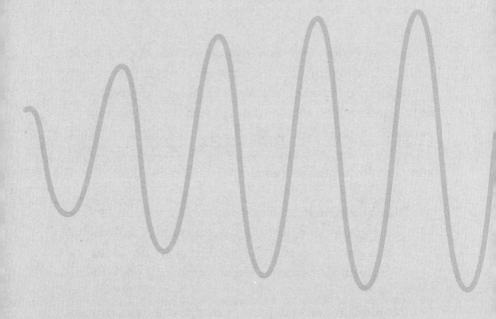

BIENESTAR MENTAL

La ira y la frustración

¿Te has parado a pensar alguna vez por qué suspiras? Lo habitual es que no lo hagas a propósito; se te escapa, sin más.

Unos investigadores de la Universidad de Leuven han propuesto que el suspiro sirve de reajuste físico, mental y emocional. En un estudio, los investigadores analizaron las pautas de respiración de los participantes mientras estos estaban sentados en silencio durante veinte minutos, y observaron que las características de su manera de respirar, tales como el volumen y la velocidad, eran distintas antes y después de un suspiro[8]. Cuando mantienes una pauta de respiración constante e invariable durante un período de tiempo prolongado (por ejemplo, una respiración rápida y poco profunda cuando estás estresado o tienes ansiedad), los pulmones se te quedan más rígidos, con lo que el intercambio de gases resulta menos eficiente.

Un suspiro es una ruptura de tu pauta de respiración constante con el fin de reajustar tu sistema respiratorio. Se define como una inspiración que equivale al doble de lo normal y dilata los alvéolos (las bolsitas de aire de los pulmones), proporcionándote una sensación de alivio y comodidad. Por eso suele hablarse de «un suspiro de alivio».

Dan Brulé, maestro de la respiración consciente y autor de *Respirar la vida*, fue el primer autor que me hizo pensar en dar «un suspiro de alivio» a propósito. Si ya disponemos de un reflejo natural que nos sirve para reajustarnos, ¿por qué no emplearlo a propósito?

- Empieza sentado, de pie o acostado.
- Inspira despacio por la nariz (VR 9), expandiendo el abdomen y el tórax.
- Cuando llegues al final de la inspiración, suelta el aire por la boca con un suspiro (VR 5), sin pausa intermedia. No tienes que hacer ningún esfuerzo ni controlar nada. Habiendo hecho esa inspiración superior a la normal, en cuanto relajes los músculos de la respiración y abras la boca se te escapará el aire de manera natural y con energía. Suelta la respiración del todo y deja que salga por sí sola.
- Aprovecha la ocasión para soltar otras cosas. Suelta los músculos; suelta las articulaciones; suelta las preocupaciones o los pensamientos que te producen ira.
- Repítelo 10 veces, o tantas como te haga falta.

Experimenta con diversos sonidos al espirar

Al espirar, puedes experimentar con diversas posturas de la boca para determinar cuál es la que más te agrada. Por ejemplo, un suspiro «aaaaaah» puede producirte una sensación distinta de un suspiro «puuuuuuu», y esta sensación, a su vez, puede ser distinta de la de un suspiro «ssssssssssh».

Tensión al volante

Cuando estás en el coche puedes hacer cosas que no están bien vistas en público; ¡por ejemplo, mucho ruido!

Con esta técnica emitirás un sonido «AAAH» al espirar. La emisión de sonidos y los cánticos se encuentran en muchas tradiciones antiguas, como las del budismo tibetano, el hinduismo, las tradiciones de los indios americanos y el sufismo, y las investigaciones más recientes están demostrando sus efectos positivos sobre el cerebro. Según un estudio publicado en la revista especializada *International Journal of Yoga*, los cánticos reducen la actividad de las zonas del cerebro que son responsables de la emoción y de controlar la respuesta al estrés[9]. Al fin y al cabo, siempre sienta bien dar expresión a la ira y la frustración.

- Inspira por la nariz (VR 9) mientras cuentas hasta 4.
- Espira por la boca y emite un «AAAH» bien sonoro durante todo el tiempo que puedas.
- Exhala a fondo todo el aire que puedas, aunque sin forzar la garganta.
- Repítelo 5 veces.
- Si te da la impresión de que el sonido «AAAH» quiere cambiar para convertirse en otro sonido, como puede ser un «EEEEEH» o incluso un «OOOMMM», ¡deja que cambie!

- Cuando hayas completado el ejercicio, suelta unos cuantos suspiros de alivio (páginas 137-138), y después relájate sin más y vuelve a respirar despacio por la nariz.

Nota: ¡Cuando practiques esta técnica al volante, no dejes de atender a la carretera!

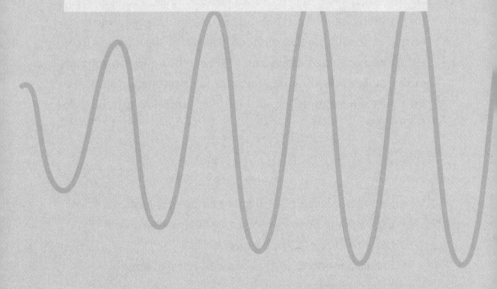

Sentirte nervioso

Esta es una técnica que emplean los SEALS (comandos de operaciones especiales de la Marina de los Estados Unidos) antes de entrar en combate. ¡Si a los SEALS les sirve antes de ponerse en una situación de vida o muerte, te servirá a ti también! Esta técnica respiratoria no solo te ayuda a relajar el sistema nervioso; además, su pauta equilibrada contribuye a aportarte una sensación de tener el control.

Se llama «respiración de caja». La respiración se divide en cuatro partes iguales, como los lados de un cuadrado. La duración de cada parte será la que a ti te resulte cómoda.

- Se puede practicar sentado, de pie o acostado.
- Espira por la nariz (VR 5).
- Inspira despacio por la nariz mientras cuentas 5 segundos (VR 8). ¡Recuerda la respiración diafragmática!
- Contén la respiración mientras cuentas 5.
- Aprovecha esta contención de la respiración para buscar cualquier tensión que sientas en el cuerpo y soltarla.
- Espira despacio por la nariz mientras cuentas 5 (VR 3).
- Contén la respiración mientras cuentas 5.
- Céntrate de nuevo en liberar cualquier tensión que acumules en el cuerpo.

- Repite esta pauta de inspiración–pausa–espiración–
pausa durante al menos 3 minutos, o hasta que te
sientas completamente en calma.

Con el tiempo, esta pauta de respiración se convertirá
en una base tan sólida para la relajación que quizá te
baste con hacerla una o dos veces para que tus nervios
desaparezcan. 4 o 5 segundos son un buen punto de
partida, pero puedes alargar los tramos todavía más si lo
deseas.

Ansiedad y ataques de pánico

Cuando trabajo con pacientes que sufren ataques de ansiedad o de pánico, les preparo pequeños rituales de respiración que pueden practicar cuando notan que se avecina un ataque de pánico o cuando ya lo tienen.

Si bien cada ritual está diseñado a la medida de cada persona, he aquí un ejemplo que me parece que da muy buenos resultados a mucha gente. Mientras la respiración calma el sistema nervioso, se ha observado que frotar las manos con atención genera en el cerebro ondas delta, que a su vez provocan reacciones químicas beneficiosas en cadena en la amígdala cerebral, que es el centro del miedo en el cerebro.

- Para empezar, debes tomar el control de tu respiración y empezar a desacelerarla. Apoya una mano sobre tu abdomen para comprobar que estás practicando la respiración diafragmática. Asegúrate también de que tu cuello y tus hombros estén relajados, sin tensión contenida.
  - Inspira por la nariz durante 3 segundos (VR 8) y espira durante 3 segundos (VR 3).
  - Repítelo.
  - Inspira por la nariz 4 segundos y espira 4 segundos (VR 3).
  - Repítelo.
  - Inspira por la nariz 5 segundos (VR 8) y espira 5 segundos (VR 3).

- A continuación, concédete un gran suspiro de alivio (páginas 137-138).
- Después de la espiración del suspiro, haz una pausa de unos 10 segundos en la respiración. Observa la quietud que se puede sentir en la pausa entre dos respiraciones, sabiendo que la próxima inspiración está a punto de llegar.
- Mientras contienes la respiración, repite mentalmente la frase siguiente: «Lo que siento es que mi cuerpo se prepara para la acción. Es una respuesta natural, de amor a mí mismo y de protección. Pasará pronto».
- A continuación, concédete otro gran suspiro de alivio.
- Empieza a realizar el ejercicio de doble calma (página 123).
- Después de hacer varios ciclos del ejercicio de doble calma, sigue con esta pauta y, al mismo tiempo, empieza a frotarte las palmas de las manos y céntrate en el calor que se genera.
- Sigue practicando esta combinación de respirar y frotarte las manos durante 3 minutos como mínimo o todo el tiempo que quieras.

Puedes adaptar a tu gusto este ritual a cualquier otra técnica de este libro que te resulte útil, ¡incluso puedes inventar tu propio ritual!

Ansiedad de rendimiento / miedo escénico / miedo a hablar en público

Ya seas un atleta olímpico que se dispone a competir en una final o un estudiante que va a hacer un examen importante, la ansiedad y el miedo que preceden a una prueba decisiva pueden dejarte incapacitado.

En estas situaciones yo soy partidario de añadir un par de pasos adicionales antes de la técnica antes citada de la respiración de caja (páginas 141-142) para generar una rutina poderosa que te hace salir de esos estados de nervios paralizadores. Llamo a esta rutina «ir bajando», y se centra en tres cosas: 1) Hacer una pausa y centrarte en relajar el cuerpo. 2) Equilibrar los niveles de gases en sangre, pues es casi seguro que hayas estado hiperventilando. 3) Seguir calmando el sistema nervioso.

- Empieza en una postura cómoda, de pie o sentado.
- Haz 7 suspiros de alivio (páginas 137-138). Céntrate sucesivamente en relajar una parte concreta del cuerpo con cada espiración, de arriba abajo, y en este orden:
  - o Espiración 1: Frente.
  - o Espiración 2: Cejas.
  - o Espiración 3: Ojos.
  - o Espiración 4: Mejillas.
  - o Espiración 5: Boca.

- o Espiración 6: Mandíbula.
- o Espiración 7: Cuello.
- Contén la respiración después de la séptima espiración. Esto no consiste en contener la respiración el máximo tiempo posible. Contenla solo mientras te sientas cómodo.
- Mientras contienes la respiración, repítete: «Esto que siento es el modo que tiene mi cuerpo de prepararme para la acción. Estoy dispuesto».
- Haz 5 suspiros de alivio. Céntrate en relajar una parte del cuerpo con cada espiración. Ve bajando por el cuerpo:
  - o Espiración 1: Hombros.
  - o Espiración 2: Brazos.
  - o Espiración 3: Manos.
  - o Espiración 4: Pecho y espalda alta.
  - o Espiración 5: Abdominales y espalda baja.
- Después de la quinta espiración, vuelve a contener la respiración mientras te sientas cómodo. Mientras contienes la respiración, repite el mantra anterior.
- Haz 3 suspiros de alivio. Céntrate en relajar una parte del cuerpo con cada espiración. Sigue bajando por el cuerpo:
  - o Espiración 1: Muslos.
  - o Espiración 2: Pantorrillas.
  - o Espiración 3: Pies y dedos de los pies.

- Después de la tercera espiración vuelve a contener la respiración mientras te sientas cómodo. Mientras contienes la respiración, repite de nuevo el mantra anterior.

Empieza a practicar la respiración de caja (página 141) y sigue durante el tiempo que te parezca adecuado.

Melanie era una joven estudiante de canto que cursaba los últimos años de estudios en un conservatorio. Aunque estaba dotada de una voz increíble, la mayor dificultad que se encontraba al actuar eran sus nervios incontrolables, que la dejaban sin aliento y tensaban su garganta. Aquello era un problema grave para ella, pues le impedía llegar cómodamente a las notas más altas. El mero hecho de saberlo le producía más ansiedad y la dejaba más tensa todavía. En nuestra primera sesión le enseñé la rutina de «ir bajando». Ella la practicó 5 minutos al día, todos los días durante una semana, hasta que la secuencia le resultó fácil y natural y podía hacerla sin pensar. Justo antes de someterse a su siguiente examen de canto, empezó a practicar la rutina de «ir bajando» 5 minutos antes de que le llegara el momento de actuar. Se sintió en calma y en estado de flujo mientras cantaba la pieza a la perfección, incluso alcanzó con facilidad las notas más altas.

El ensayo mental

Si eres deportista, músico o actúas en público en general, se ha demostrado que visualizar previamente una buena actuación es una herramienta poderosa para tener éxito.

Las investigaciones han demostrado que inspirar despacio por la nariz ejerce un efecto sobre los centros del cerebro que rigen las emociones y la memoria, con lo que se puede conseguir mejorar la memoria y el recuerdo[10]. Si lo combinas con espiraciones lentas para pasar a modo de descanso y relajación (que es el estado óptimo para aprender), dispondrás de un recurso poderoso para tu práctica de la visualización.

- Empieza sentado, de pie o acostado, en postura cómoda.
- Inspira despacio por la nariz mientras cuentas 5 segundos (VR 8).
- Mientras inspiras, visualiza los pasos, los movimientos o la prueba que debes ejecutar.
- Espira despacio por la nariz mientras cuentas hasta 5 (VR 5).
- Mientras espiras, relaja la mente, centrándote solo en tu respiración.
- Repite esta pauta de inspiraciones y espiraciones hasta que hayas llegado al final de tu prueba o actuación.

- Cuando la hayas completado, emite 3 suspiros de alivio (páginas 137-138). Con cada suspiro procura imaginarte la sensación de satisfacción, de alegría y de triunfo por haber llevado a cabo tu actuación con éxito. Disfruta del momento: ¡lo has conseguido!

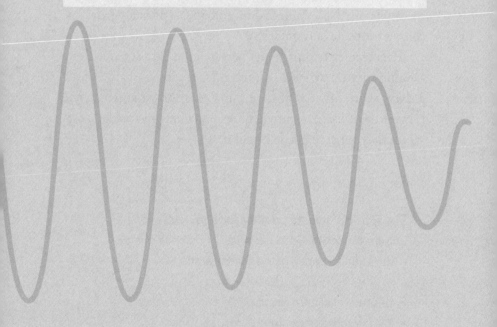

La toma de decisiones

Yo creo que el cuerpo tiene una sabiduría innata que conoce la verdad y sabe lo que es mejor para ti; llámala intuición, inconsciente o sensación visceral si quieres. Pero muchos nos hemos quedado muy desconectados de esta sabiduría. Existen muchas terapias, como la kinesiología, para acceder a esta sabiduría por medio de pruebas e indicaciones somáticas. ¡Hasta puedes hacerlo a través de la respiración!

Esta técnica te otorga una herramienta para acceder a esta sabiduría y para ayudarte a tomar decisiones acerca de tu día a día y sobre tu vida. Si tienes una pregunta, o si tienes que tomar una decisión, recurre a tu respiración para acceder a esta sabiduría y ver si te puede orientar.

El ejercicio siguiente puede ayudarte a desarrollar una mayor sensibilidad hacia las emociones que tu respiración es capaz de despertar en ti.

Para sentir el aliento del «sí»:

- Para empezar, haz algunas respiraciones coherentes (páginas 120-121) para centrar tu atención en tu respiración.
- Espira por la nariz (VR 5). Esto es importante, porque debes quedarte con el suficiente aire como para poder pronunciar una afirmación en voz alta.

- A continuación, pronuncia en voz alta una afirmación que sea evidentemente verdadera (por ejemplo: «Me llamo Richie»).
- Después, inspira por la nariz (VR 8) y observa, sin más, la sensación que te produce ese aliento.
- Suelta el aire suspirando por la boca de manera relajada (VR 5).
- Así concluye la primera respiración. Dedica unos momentos a reflexionar sobre cómo te has sentido mientras respiras normalmente.

Para sentir el aliento del «no»:
- Cuando estés preparado, espira por la nariz (VR 5).
- A continuación, pronuncia en voz alta una afirmación evidentemente falsa (por ejemplo: «Me llamo Juan»).
- Después, inspira por la nariz (VR 8) y observa, sin más, la sensación que te produce ese aliento.
- Suelta el aire suspirando por la boca de manera relajada (VR 5).

¿Notas la diferencia entre los dos alientos? Cuando inspiras después de haber hecho la afirmación que es evidentemente falsa puede que adviertas algo de tensión en la garganta o más resistencia al respirar. Es posible que levantes los hombros o que contraigas un poco las mandíbulas.

Sigue probando con diversas afirmaciones verdaderas y falsas hasta que empieces a notar una diferencia entre el aliento del «sí» y el aliento del «no». Aunque puede requerir algo de práctica, resulta muy útil cuando lo llegas a dominar.

Cuando empieces a notar la diferencia, empieza a aplicarlo para tomar decisiones:

- Para empezar, prepara una afirmación expresada de manera positiva; dila en voz alta y toma aliento para ver si concuerdas con ella. Es importante que la afirmación esté en forma positiva (por ejemplo: «quiero...», «voy a...») y no como negación («no quiero...», «no voy a...»). Ejemplos de posibles afirmaciones serían las siguientes:
  - «Voy a hacerme socio de esta persona».
  - «Voy a estudiar esta asignatura».
  - «Tengo una relación de pareja sana y feliz».

La creatividad

Ser creativos significa dar un descanso al pensamiento rutinario y automático para buscar ideas nuevas y originales. Dicho de otro modo, el cerebro humano debe dejar de lado las ideas más evidentes y vulgares para alcanzar otras nuevas y creativas. Las investigaciones más recientes han puesto de manifiesto que las condiciones óptimas para que se produzca este proceso se dan cuando están presentes niveles superiores de ondas cerebrales alfa, sobre todo en el hemisferio cerebral derecho (que es responsable de la imaginación, la creatividad, la introspección, el material visual y espacial y la música)[11].

En esta técnica vamos a combinar el conejito de la energía (página 117) o el aliento de fuego (página 116), para producir algo de energía y de atención, con otra técnica que seguramente es la más famosa de todas las que proceden del *pranayama*, a saber, la respiración de fosas nasales alternas (*nadi shodhana*). Se habló mucho de que Hillary Clinton practicaba la respiración de fosas nasales alternas durante su campaña electoral de 2016, cuando aspiraba a la presidencia de los Estados Unidos. Los textos yóguicos tradicionales afirman que con esta alternancia de la respiración (que pasa de una fosa nasal a otra) se equilibran los dos hemisferios cerebrales, y con la lentitud de esta respiración se relaja el sistema nervioso y las ondas cerebrales pasan de estados más elevados y activos (ondas beta) a estados fluidos y relajados (ondas alfa)

- Empieza en posición de sentado, con la espalda bien recta.
- Para empezar, practica durante 40 o 60 segundos el conejito de la energía (página 117) o el aliento de fuego (página 116).
- Apoya la mano izquierda en la rodilla izquierda, con la palma hacia abajo, mientras desplazas la mano derecha hacia la nariz.
- Apoya los dedos índice y medio en el espacio entre las dos cejas.
- Apoya el pulgar derecho en el orificio nasal derecho y los dedos anular y meñique en el orificio nasal izquierdo.
- Cierra los ojos.
- Tapónate el orificio nasal derecho con el pulgar derecho.
- Espira por el orificio nasal izquierdo mientras cuentas de 4 a 5 segundos (VR 3).
- Sigue taponándote el orificio nasal derecho e inspira por el izquierdo durante 4 o 5 segundos (VR 8); después, tapona este con los dedos anular y meñique.
- Deja de taponar el orificio nasal derecho con el pulgar derecho.
- Espira por el orificio nasal derecho mientras cuentas de 4 a 5 segundos (VR 3).

- Con el orificio nasal derecho todavía abierto, inspira de 4 a 5 segundos (VR 8) y después tapónalo con el pulgar.
- Deja de taponar el orificio nasal izquierdo con el anular y el meñique y espira por él mientras cuentas de 4 a 5 segundos (VR 3).
- Repite el ciclo completo de 5 a 10 veces; cada ciclo completo consiste en inspirar y espirar por ambos orificios nasales.

Enfoque y concentración

En este mundo en el que estamos rodeados constantemente de estímulos que nos llaman la atención, es posible que hayas perdido la práctica de poner toda tu atención en una sola cosa y que te resulte difícil conseguirlo. Pero cuando seas capaz de concentrarte como es debido tendrás una sensación de estar «en la zona». En este estado realizas asociaciones rápidas y te parece como si las soluciones de los problemas llegaran sin más. No estás estresado, pero tampoco estás demasiado relajado; estás «centrado».

Si midieras tu actividad cerebral en este estado, lo más probable sería que observaras que predominan en varias partes del cerebro las ondas cerebrales beta bajas o medias. No estás estresado (cosa que se manifestaría en ondas beta altas), ni estás soñando despierto (ondas alfa). De hecho, en un estudio dirigido por los doctores Sigfried y Susan Othmer se apreció que al aplicar métodos para reforzar las ondas beta (en el intervalo de 15 a 18 herzios) se producía un incremento medio de 23 puntos en las pruebas de cociente de inteligencia de los participantes que tenían diagnosticado un TDAH[12].

Con esta técnica se pretende producir ese mismo equilibrio entre sentirse cargado de energía y estar relajado. Vamos a combinar tu técnica de energía favorita, el conejito de la energía (página 117) o el aliento de fuego (página 116), para producir algo de energía y atención, con la respiración coherente (página 133), para asentar esa energía y equilibrar el sistema nervioso.

- Empieza en posición de sentado.
- En primer lugar, practica durante 40 o 60 segundos el conejito de la energía (página 117) o el aliento de fuego (página 116).
- A continuación, relaja la respiración y dedica algunos segundos a observar cualquier sensación o impresión que tengas en el cuerpo.
- Después, practica la respiración coherente (páginas 120-121) durante 3 minutos o más tiempo si quieres.

La meditación

Una de las cosas que he descubierto al crear rutinas de respiración consciente es que, si, antes de llevar a cabo una técnica de respiración relajante y calmante, se realiza otra estimulante y activadora, es posible ampliar así la eficacia de la técnica calmante. Podemos aprovechar este fenómeno para comenzar una práctica de meditación.

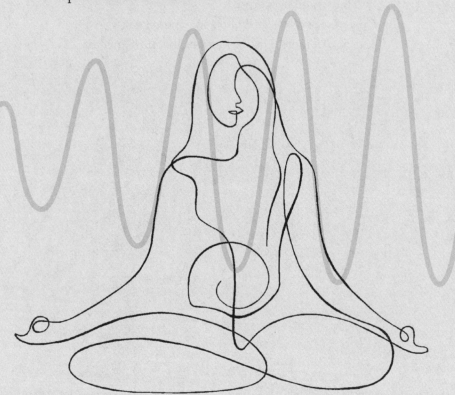

Harás esta rutina antes de meditar. Te llevará rápidamente a un estado de calma profunda y servirá como plataforma de lanzamiento a tu práctica de meditación, de este modo evitarás tener que dedicar los primeros 10 a 15 minutos a entrar en un estado meditativo.

- Empieza en posición de sentado.
- Inspira por la boca (VR 8) durante 2 segundos (no entrecierres los labios; deja la boca relajada y abierta; debería haber al menos un dedo de espacio entre los dientes).
- Espira por la boca (VR 5) durante 1 segundo, sin ejercer fuerza ni control. Deberías sentir como si la espiración cayera de ti; tú no intentas provocarla, simplemente sucede.
- Repite esta pauta durante 2 minutos.

Nota: Si empiezas a sentir un ligero mareo o como si la cabeza te diera vueltas, o notas algún hormigueo en las manos, pies o cara, se trata de una reacción completamente normal que se produce cuando tu fisiología empieza a cambiar. Pero, si se vuelve demasiado incómodo, interrumpe el ejercicio. No obstante, si aprendes a relajarte con esas sensaciones, e incluso a disfrutarlas, recogerás sus beneficios.

- A continuación, empieza a respirar por la nariz; practica la conciencia de la respiración (páginas 112-113) o la respiración coherente (páginas 120-121) durante 3 minutos.
- Sigue con tu práctica normal de meditación. Si no tienes una práctica de meditación, sigue empleando la conciencia de la respiración, pues es la técnica de partida de muchos métodos de meditación.

RENDIMIENTO EN EL DEPORTE

Obtén los beneficios de la respiración nasal

En este libro ya hemos hablado de los beneficios generales que aporta la respiración nasal a la salud; pero ¿sabías que también puedes mejorar tu rendimiento deportivo a base de mantener la respiración nasal?

Recuerda la última vez que hiciste ejercicio, ya fuera correr, ir en bicicleta, remo, Crossfit, boxeo o tenis. ¿Respirabas por la nariz o por la boca?

Es muy natural que al aumentar nuestra demanda metabólica ventilemos más deprisa, generalmente por la boca. No tiene nada de malo respirar por la boca durante períodos breves cuando la demanda metabólica lo requiere. Pero ahora se están desarrollando nuevos protocolos de entrenamiento dirigidos a mejorar la capacidad aeróbica a base de abstenerse de respirar por la boca y continuar respirando por la nariz mientras se pueda hacer sin incomodidad.

Los secretos del óxido nítrico

Antes se creía que el óxido nítrico (NO) era un gas tóxico, pero la prestigiosa revista científica *Science* lo proclamó «molécula del año» en 1992. Nuestros cuerpos producen óxido nítrico de manera natural, principalmente en la capa interior de los vasos sanguíneos y en la cavidad nasal. Es una molécula señalizadora importante que transmite mensajes a las células de los sistemas cardiovascular, nervioso e inmunitario.

Se han realizado muchas investigaciones sobre el papel del NO en el cuerpo humano y, más recientemente, sobre su papel en la optimización del rendimiento deportivo. Muchos suplementos deportivos contienen ingredientes de los que se afirma que incrementan la producción de óxido nítrico, como el nitrato o los aminoácidos L-citrulina y L-arginina. Cuando se respira por la nariz, el óxido nítrico se libera en las vías aéreas nasales y se transporta por las vías aéreas inferiores y los pulmones.

Desde el punto de vista cardiovascular, el óxido nítrico es un vasodilatador, lo que significa que favorece la dilatación de los vasos sanguíneos y aumenta la entrega de sangre y oxígeno a los músculos que trabajan durante el ejercicio, potenciando así el rendimiento. Contribuye a abrir las vías aéreas dilatando la capa de músculo liso de las mismas, con lo que se puede transferir con más eficacia el oxígeno a y de los pulmones durante el ejercicio.

Haz esta prueba

La próxima vez que salgas a correr o a caminar comprueba si eres capaz de respirar solo por la nariz. Si empiezas a sentirte corto de aliento, en vez de pasar a respirar por la boca reduce el ritmo o la intensidad de tu ejercicio y respira más hondo por la nariz hasta que recuperes el aliento. Quizá descubras que tienes que reducir la intensidad deportiva o la energía de la actividad para equilibrar la respiración. Esto te puede producir una cierta frustración al principio; pero, al cabo de un par de semanas de entrenar de este modo, tu cuerpo se adaptará, y empezarás a obtener los beneficios de la respiración nasal.

Simular el entrenamiento en altura en el patio de tu casa

El Premio Nobel de Fisiología o Medicina de 2019 se otorgó a tres científicos por sus estudios sobre la respuesta del cuerpo a los cambios de los niveles de oxígeno, y cómo pueden percibir las células la caída de dichos niveles y responder produciendo nuevas células sanguíneas.

Cuando hay carencia de oxígeno se acumula en casi todas las células del cuerpo un complejo proteico llamado factor inducible por hipoxia (HIF). Este aumento del HIF de las células tiene una serie de efectos, entre ellos el de aumentar la actividad de un gen que produce eritropoyetina (EPO), hormona que potencia la creación de hematíes portadores de oxígeno.

Los deportistas han empleado métodos de entrenamiento a gran altura sobre el nivel del mar para que su cuerpo se acostumbre a los niveles bajos de oxígeno y para que aumente el número de hematíes. Así, cuando compiten a baja altura, siguen teniendo una concentración más elevada de hematíes, lo que les aporta una ventaja competitiva.

Pero no todos podemos ir fácilmente a una montaña ni tenemos acceso a una cámara hiperbárica (una cámara en cuyo interior se puede controlar la presión del aire, simulando diversas alturas).

Entonces ¿existe alguna manera de simular este entrenamiento en tu propio entorno? La técnica de Patrick McKeown, llamada Oxygen Advantage® (Ventaja del Oxígeno), ha ayudado a los deportistas a mejorar su rendimiento deportivo, su bienestar cotidiano y su salud.

Patrick es considerado uno de los expertos más destacados del mundo en reeducación de la respiración, y ha entrenado con esta técnica a miles de personas de todo el mundo. La técnica enseña una nueva manera de respirar combinada con ejercicios concretos tales como el entrenamiento con contención de la respiración (también llamado entrenamiento en hipoxia) para optimizar la química de la sangre y el rendimiento deportivo.

Uno de los ejercicios básicos en hipoxia que enseña Patrick a sus alumnos es la práctica de contener la respiración mientras se camina. Si bien esto se puede ir ampliando gradualmente hasta llegar al *jogging* o a correr, debe hacerse poco a poco, y preferiblemente con la orientación de un experto cualificado.

Advertencia de seguridad:

No debes realizar ejercicios en los que contengas la respiración mucho tiempo si estás embarazada o si padeces alguno de los trastornos siguientes:

- Epilepsia.
- Tensión arterial no controlada.
- Anemia de células falciformes.
- Cualquier problema de corazón grave en los últimos 6 meses.

Si no sabes con seguridad si estos ejercicios pueden suponer un riesgo para ti, consulta a tu médico, por favor.

- En este ejercicio tendrás que contener la respiración mientras caminas.
- Si estás haciendo el ejercicio por primera vez, es importante que lo abordes con cautela y que no abuses. ¡Escucha a tu cuerpo!
- Empieza a andar a ritmo normal.
- Al cabo de un minuto, espira con suavidad y pínzate la nariz con los dedos para contener la respiración.
- Si te da reparo pinzarte la nariz mientras caminas en público, puedes contener la respiración sin más, sin llevarte la mano a la nariz.
- Sigue andando mientras contienes la respiración, contando los pasos, hasta que sientas una falta de aire entre media y fuerte.
- Suéltate la nariz e inspira por ella mientras sigues andando.
- Minimiza la respiración haciendo inspiraciones y espiraciones muy cortas durante 15 segundos. Después, deja que la respiración recupere la normalidad.
- Sigue caminando durante 30 segundos.
- Repite de 8 a 10 veces este ciclo de contener la respiración y andar.

Nota: Para que tu cuerpo se adapte a unos niveles de oxígeno más bajos, es importante que contengas el aliento hasta que sientas una sed de aire mediana en las 2 o 3 primeras contenciones. Después, en las contenciones siguientes, puedes desafiarte a ti mismo.

- Al principio puede que solo seas capaz de contener la respiración durante 20 a 30 pasos antes de sentir una falta de aire fuerte; menos todavía si tienes asma o estás falto de aliento. Con el tiempo, y a base de práctica, descubrirás que puedes contener el aliento durante 80 o 100 pasos. Lo ideal es que tu respiración recupere la calma y la tranquilidad en solo 3 o 4 respiraciones. Este ejercicio representa un desafío, pero no debería producirte estrés.

Para conocer más ejercicios como este y para saber algo más acerca de Patrick y del Oxygen Advantage® visita https://oxigenadvantage.com/.

Recuperación después del ejercicio

Después de una larga jornada de trabajo quieres hacer ejercicio. De modo que llegas al gimnasio hacia las siete y media de la tarde. A las ocho y media terminas la sesión de ejercicio y te vas a tu casa. Cenas y ves un poco de televisión mientras repasas las redes sociales, hasta que hacia las once de la noche decides que ya es hora de irte a la cama. Pones la cabeza en la almohada y, aunque tienes el cuerpo cansado, pasas un rato sin poder dejar de dar vueltas. Te sientes completamente despierto e inquieto.

El motivo es que tu sistema nervioso sigue en modo de acción después del ejercicio y todavía no ha pasado al modo de relajación. Por suerte, podemos servirnos de la respiración para pasar rápidamente al estado de relajación. Si practicas esta técnica de respiración justo después del ejercicio, tu cuerpo podrá emprender inmediatamente su proceso de restauración y contribuir a la recuperación física.

Por tanto, cuando vuelvas a hacer ejercicio, dedica después unos minutos a sentarte o acostarte, cerrar los ojos y respirar. Ya lo hagas en la zona de estiramientos del gimnasio, en tu coche aparcado o en el autobús de vuelta a casa, tu cuerpo y tu mente te lo agradecerán. Solo tienes que escoger tu técnica de relajación favorita del capítulo 4 y respirar de esa manera de 8 a 10 minutos.

SALUD FÍSICA

Mejor sexo

El sexo no es una actividad intelectual..., lo digo por si no lo sabías aún. Estar presente del todo con tu pareja es clave para vivir y disfrutar plenamente esas vivencias íntimas. El modo más rápido de estar más presente durante el sexo es por medio de la respiración. Por algo la respiración tiene tanta importancia en muchas prácticas sexuales que se enseñan en artes antiguas como el tantrismo y el taoísmo.

Puedes servirte de la respiración para poner toda tu atención en tu cuerpo; para generar la energía sexual y desplazarla, y también para bajar el volumen de los pensamientos que pueden estarte juzgando, preguntando, criticando o preocupando. Cuando llegues a dominar esto empezarás a potenciar los sentimientos y las sensaciones corporales, que se harán más intensos a medida que te abres a las experiencias ricas y exquisitas que puede ofrecerte el sexo.

Puedes llevar a cabo esta técnica de respiración en tus momentos íntimos con tu pareja. Pero practícala antes a solas, al masturbarte, para irla dominando y para que empiece a resultarte natural y fácil. No te interesa en absoluto tener que atender demasiado a tu respiración cuando estés haciendo el amor.

Esta técnica de respiración se divide en dos partes.

Primera parte: Alimentar el fuego

- Acuéstate.
- Inspira despacio por la nariz o por la boca (normalmente entre 4 y 6 segundos) y visualiza que el aliento baja hasta alcanzar tus genitales.
- Mientras espiras por la boca, sigue con la atención puesta en tus genitales, observando cualquier sensación, o incluso cualquier pensamiento o emoción que aparezca en esa zona.
- La espiración es soltar. No hagas ningún esfuerzo por expulsar el aire; limítate a relajar el cuerpo.
- No dejes de mover la respiración. No hagas pausas entre inspiraciones y espiraciones y viceversa.
- Repite esta respiración 10 veces.

Segunda parte: La rueda del placer

- Inspira despacio por la nariz o por la boca (normalmente entre 4 y 6 segundos) y visualiza cómo tomas energía de tus genitales y la elevas por detrás de la columna vertebral hasta llegar a la coronilla. Imagina que esa energía que se desplaza por tu cuerpo es placer, excitación o simplemente buenas sensaciones.

- Mientras espiras por la boca, visualiza que esa energía vuelve a descender por delante de la columna vertebral hasta los genitales.
- Con cada inspiración y espiración estás creando un amplio bucle o rueda que se origina en los genitales, llega hasta la coronilla y vuelve a cerrar el ciclo en los genitales.
- No dejes de mover la respiración. No hagas pausas entre inspiraciones y espiraciones y viceversa.
- No dejes de prestar atención a los sentimientos y las sensaciones de tu cuerpo. ¿En qué medida notas las sensaciones? ¿Percibes alguna emoción o pensamiento?
- Sigue durante 5 o 10 minutos, o más tiempo si quieres, porque ¡puede ser muy agradable!

Puedes probar esta técnica con tu pareja incluso ANTES de tener una relación íntima; aunque ¡no te sorprendas si sentís deseos de pasar a la acción sin haber terminado la práctica!

¡Respirad juntos!

Una manera muy bonita de conectar a fondo con tu pareja es respirar juntos. La próxima vez que estéis en la cama, prueba a acurrucarte junto a tu pareja y sentir su respiración contra tu cuerpo. Intenta sincronizarte con el ritmo de su respiración, observando las diferencias de velocidad y de duración. También podéis situaros cara a cara, mirándoos a los ojos, para compartir una experiencia muy profunda y llevar la conexión a un nuevo nivel.

Anne ya gozaba de una vida sexual muy agradable con su marido. Asistió a una clase de respiración consciente guiada que yo impartía en un estudio de meditación de Londres sin más intención que probar algo nuevo y aprender a encontrar la calma en su ajetreada vida. Durante la experiencia, la respiración dirigió su atención al interior de su cuerpo, con lo que pudo notar unas sensaciones que no había tenido nunca: jamás se había sentido tan conectada con su cuerpo. Cuando volvió a mantener relaciones con su marido, estaba mucho más sintonizada con su propio cuerpo, y empezó enseguida a percibir nuevos sentimientos y sensaciones que nunca había advertido hasta entonces, como una corriente eléctrica que recorría su cuerpo; y así alcanzó el orgasmo más impresionante de su vida.

Dejar de fumar

Para muchos fumadores fumarse un cigarrillo o hacer una pausa para fumar es la única ocasión en que se permiten no hacer nada más que respirar de manera consciente. Pasan unos 5 minutos respirando de manera lenta y prolongada; por tanto, ¡puede que no sea solo el tabaco el origen de esta relajación sino su modo de respirar!

Cuando hayas tomado la decisión de dejar el tabaco, practica este ejercicio siempre que sientas el impulso de fumar; ¡verás como no te hace falta el cigarrillo!

- Haz el ejercicio de pie o sentado.
- Inspira a través de los labios entrecerrados, como lo harías si tuvieras un cigarrillo; hasta te puedes llevar los dedos a los labios.
- Esta inspiración durará habitualmente entre 3 y 4 segundos. Mientras inspiras, céntrate bien en respirar de manera diafragmática y percibe cómo se arrastra el aire hasta el fondo de tus pulmones.
- Espira por la boca tal como lo harías cuando fumas, o tal vez un poco más de tiempo (entre 4 y 5 segundos, quizá).
- Haz una pausa de 1 a 2 segundos.
- Sigue así durante 5 minutos.
- Si lo deseas, hasta puedes reproducir el rito de imaginarte que abres un paquete de tabaco, sacas un

cigarrillo, lo prendes y lo sostienes entre los dedos. Con el tiempo dejarás de tener que hacer esto. Pero, si te sirve de ayuda al principio, adelante.

Nota sobre otras adicciones:

Para las adicciones a otras sustancias, como el alcohol u otras drogas, yo siempre recomiendo probar la Respiración Consciente Integrativa (páginas 199-207), además de solicitar ayuda profesional si fuera necesario.

Dolores de cabeza y migrañas

Esta técnica se llama «respiración de mariposa» y se puede usar cuando se está sufriendo un dolor de cabeza o una migraña, con resultados excelentes.

Tendrás que inspirar y espirar suavemente por la nariz, de manera conectada; es decir, que cuando completes la inspiración empezarás a espirar sin pausa. Cuando termines de espirar, empieza a inspirar sin hacer una pausa intermedia. Los volúmenes de respiración serán pequeños, y la espiración será relajada.

- Inspira por la nariz (VR 6-7).
- Sin pausa intermedia, espira por la nariz (VR 5).
- Sigue respirando de este modo, sin hacer pausas entre la inspiración y la espiración y viceversa.
- Mientras respiras, empieza a explorar mentalmente tu cuerpo en busca de cualquier tensión física (músculos, articulaciones). Al inspirar, concéntrate en dirigir el aire a esas zonas, y al espirar céntrate en relajar esos músculos o articulaciones y soltarlos.
- Cuando hayas terminado de revisar todo tu cuerpo, piensa en un momento de tu vida, en una persona o en una cosa que te haga sentir amor, alegría, calor o gratitud, o simplemente sentirte muy bien. Mantén un ritmo regular en la respiración.

- Cuando pienses en esa sensación, asígnale un color, el primero que te venga a la cabeza.
- En la inspiración siguiente, dirige el aire al epicentro del dolor de tu cabeza y llena este espacio con el color que has elegido.
- Mientras espiras, relájate y suelta toda la tensión que puedas sentir (incluso puedes visualizar que sueltas la tensión en tu cerebro).
- Sigue respirando de este modo (llenando tu cabeza del color agradable con la inspiración, y después relajándote y soltando todo el dolor o la tensión con la espiración) durante 10 minutos o el tiempo que te haga falta.

Nota: Puede que en un momento dado sientas el deseo de respirar más hondo. En tal caso, ¡deja que sea así! Concédete un par de suspiros de alivio (páginas 137-138) y vuelve de nuevo a la respiración de mariposa.

Asma

Si padeces asma y estás interesado en intentar una terapia sin medicamentos, el método Buteyko es un punto de partida magnífico. Konstantin Buteyko era un fisiólogo ruso de origen ucraniano que afirmaba que muchos problemas de salud (entre ellos el asma) se debían a que la gente respiraba demasiado, con lo que caían en la hipocapnia crónica, de la que ya hemos hablado en la página 54. Según Buteyko, el asma no es una enfermedad, sino que se debe a que el organismo intenta mantener los niveles de dióxido de carbono en sangre. Por tanto, el método Buteyko se creó para reducir la respiración excesiva con una serie de ejercicios.

Los ejercicios de contención de la respiración que realizas en los programas 15 minutos de ejercicio para el *core* y 5 minutos de ejercicio para el enfoque están tomados del método Buteyko o inspirados en él. Si quieres solucionar tu problema de asma, elige el programa 5 minutos de ejercicio para el enfoque para la tolerancia al CO_2 y practícalo a diario.

Si quieres saber algo más acerca del método Buteyko, te recomiendo especialmente el trabajo de Patrick McKeown, uno de los practicantes más destacados de dicho método en el mundo: https://buteykoclinic.com/.

El asma puede ser una cuestión emocional

Además de los planteamientos fisiológicos del tratamiento del asma, también es importante reconocer las posibles relaciones emocionales de las dificultades respiratorias, incluido el papel de la tensión en los músculos esqueléticos, y, sobre todo, en los músculos respiratorios primarios como el diafragma, como consecuencia del estrés excesivo, la ansiedad y el trauma emocional. Se pueden emplear los estilos de la Respiración Consciente Integrativa para soltar estas tensiones y reducir los síntomas del asma.

Para saber algo más acerca de los estilos de Respiración Consciente Integrativa que pueden resultar útiles en estos casos consulta las páginas 199-207.

Tensión arterial alta (hipertensión)

Si buscas en internet, encontrarás páginas y más páginas de técnicas de respiración que pueden ayudarte a reducir la hipertensión. Lo que todas estas técnicas tendrán en común es una respiración más lenta. Según las investigaciones realizadas en 2005 por la Asociación Americana del Corazón, al respirar más despacio deliberadamente es posible reducir la actividad simpática (la respuesta al estrés), el ritmo cardíaco y la tensión arterial[13].

- Elige tu técnica favorita contra el estrés (a partir de la página 119).
- Realízala al menos 3 veces al día (por ejemplo, por la mañana, antes de comer y antes de acostarte) durante mínimo 5 minutos.

Dolor

En unas investigaciones llevadas a cabo por la Universidad de Ratisbona se ha puesto de manifiesto cómo, cuando sufrimos dolor, la respiración relajada y lenta puede ayudarnos a procesar las emociones negativas que lo acompañan[14].

También se ha observado que la visualización mejora la tolerancia al dolor; la mente tiene una capacidad maravillosa para generar un estado más relajado y liberar hormonas naturales de la felicidad (endorfinas), contribuyendo a reducir las repercusiones negativas del dolor. Combinando ambas cosas dispones de una herramienta fantástica para gestionar tu propio dolor.

Una advertencia importante: cuando realizas este ejercicio no debes centrarte en hacer que se marche el dolor. Céntrate solo en relajarte y en producir comodidad en ese momento. ¡Puede que los resultados te sorprendan!

- Practica esta técnica sentado o acostado.
- Para empezar, elige un color que represente para ti la calma, la sanación y la relajación.
- Inspira por la nariz durante 4 segundos (VR 8). Mientras inspiras, visualiza que estás tomando ese color por la nariz, lo haces bajar por la garganta a los pulmones y lo envías después a la zona de dolor, y allí baña y rodea por completo el punto de dolor.

- El punto de dolor puede tener su propio color; en tal caso, recubre por completo ese color con tu propio color calmante.
- Espira por la nariz durante 8 segundos (VR 3). Mientras espiras, visualiza que el color calmante se está apoderando del dolor y lo está sacando de ti mientras tú lo espiras.
- Repite esta pauta durante 10 minutos como mínimo o el tiempo que te haga falta hasta que el dolor alcance un nivel soportable o haya desaparecido por completo.

Nota: Si sufres un trastorno con dolor crónico puedes emplear otras técnicas de respiración consciente, como el Método Wim Hof (páginas 186-198) o los estilos de la Respiración Consciente Integrativa (páginas 199-207).

Resaca

El alcohol activa el sistema nervioso simpático. El exceso de alcohol en el organismo tenderá a dejarte deshidratado e inflamado, con menos azúcar en sangre y un exceso de ácidos y sustancias tóxicas en el estómago.

La próxima vez que te sientas un poco resacoso, quítate de encima el alcohol con esta técnica de respiración. Fomentará el movimiento de la linfa por tu cuerpo y estimulará tu sistema digestivo para potenciar de manera espectacular la eliminación de los residuos. También aumentará ligeramente tus niveles de adrenalina, lo que hará que dispongas de más glucosa en la sangre.

- Practica esta técnica sentado o acostado.
- Inspira por la boca (VR 8) durante 2 segundos.
- No entrecierres los labios; deja la boca relajada y abierta; debería haber al menos un dedo de espacio entre los dientes.
- Acuérdate de practicar la respiración diafragmática: es importante para estimular los órganos digestivos.
- Espira por la boca (VR 5) durante 1 segundo, sin ejercer fuerza ni control. Deberías sentir como si la espiración cayera de ti; tú no intentas provocarla, simplemente sucede.
- Repite esta pauta durante 2 minutos.

Nota: Si empiezas a sentir mareo o como si la cabeza te diera vueltas, o notas algún hormigueo en las manos, pies o cara, se trata de una reacción completamente normal que se produce cuando tu fisiología empieza a cambiar. Pero, si se vuelve demasiado incómodo, interrumpe el ejercicio. No obstante, si aprendes a relajarte con esas sensaciones, e incluso a disfrutarlas, recogerás sus beneficios.

- Después de la última respiración, inspira hondo por la boca (VR 9); contén la respiración y cuenta hacia atrás despacio empezando por el 15.
- Cuando llegues al cero, espira (VR 5); después, vuelve a contener la respiración y cuenta hacia atrás despacio empezando por el 15.
- Relájate y respira despacio unas cuantas veces.
- Cuando te sientas preparado, repite de nuevo esta pauta de respirar y contener la respiración.
- ¡Si te apetece, puedes repetirlo una tercera vez!

Náuseas y mareo en los viajes

En un estudio llevado a cabo en 2014 en la Universidad de Kentucky se sometió a los participantes a una experiencia de mareo por medio de la realidad virtual con el fin de determinar si sus síntomas podían reducirse con la respiración consciente. En el grupo al que se enseñó a emplear la respiración consciente durante la experiencia se apreció un incremento notable del tono parasimpático y se dieron menos síntomas de mareo que en el grupo de control[15].

Si esto lo acompañas de una visualización de toma de tierra dispondrás de un método infalible para aliviar el mareo y las náuseas. Esta técnica ha dado muy buenos resultados con personas que sufrían mareo en los viajes, pacientes en tratamiento con quimioterapia y mujeres embarazadas.

- Practica esta técnica de pie o sentado.
- Inspira por la nariz durante 4 segundos (VR 8), centrándote en practicar la respiración diafragmática.
- Mientras inspiras, visualiza que el aire se va desplazando desde la nariz hasta las plantas de los pies.
- Visualiza que te brotan de las plantas de las pies unas raíces que se adentran en la tierra. Con cada inspiración observa cómo crecen las raíces, se hacen más fuertes y profundizan más en la tierra.
- Espira por la boca con los labios entrecerrados mientras cuentas hasta 8 (VR 3).
- Sigue así hasta que se te haya pasado el mareo o las náuseas.

EL MÉTODO WIM HOF (MWH)

Desde escalar el Everest y el Kilimanjaro sin más ropa que unos pantalones cortos y unos zapatos hasta batir el récord de la media maratón descalzo sobre hielo y nieve y correr una maratón completa por el desierto del Namib sin agua, Wim Hof ha llamado la atención y ha apasionado al mundo entero, no solo por lo que hace sino por cómo lo hace. Y, naturalmente, la respiración desempeña un gran papel en todo ello.

Como ya dije al principio de este libro, el Método Wim Hof (conocido generalmente por sus iniciales inglesas, WHM) fue el punto de partida de mi viaje hacia la respiración consciente. A lo largo de los años he visto cómo la práctica regular de este método producía grandes beneficios a muchas personas.

Teniendo en cuenta los grandes beneficios físicos, mentales y emocionales que puede aportar esta práctica, voy a contar unos cuantos casos de personas que he conocido o con las que he trabajado y que han tenido mucho éxito con el MWH.

Enfermedades autoinmunes (AI)

El sistema inmunitario es una de las líneas de defensa que tiene tu organismo para protegerte de invasores extraños como son las bacterias y los virus. El sistema inmunitario suele ser eficiente a la hora de determinar la diferencia entre las células extrañas y las tuyas propias. Pero, cuando tienes una enfermedad AI, tu sistema inmunitario toma por extraña una parte de tu cuerpo, como pueden ser las articulaciones o la piel, y empieza a atacar a tu propio cuerpo.

Mi viaje en busca de la respiración consciente comenzó cuando a mi padre le diagnosticaron una esclerosis múltiple, enfermedad autoinmune en la que resulta dañado el recubrimiento protector que rodea las neuronas, llamado vaina de mielina. Desde entonces, he sido testigo de cómo muchas personas tenían mucho éxito con el MWH en enfermedades AI de todo tipo. Pero ¿cómo puede resultar útil el MWH en el tratamiento de enfermedades AI? No podemos ejercer una influencia consciente sobre nuestro sistema inmunitario. ¿O sí podemos?

Wim afirmaba que podía ejercer una influencia consciente sobre su sistema inmunitario por medio de sus técnicas, y que estaba dispuesto a ponerse a prueba en condiciones de laboratorio. En un experimento controlado, los investigadores le inyectaron una endotoxina (unas bacterias muertas) que normalmente provocaría en un sistema inmunitario humano una reacción con síntomas semejantes a los de la gripe, tales como fiebre, escalofríos y dolores de cabeza. Pero, cuando pusieron esta inyección a Wim mientras realizaba sus técnicas de respiración, no tuvo ningún síntoma.

Los investigadores optaron por repetir el experimento con 24 voluntarios varones, jóvenes y sanos. Doce de los voluntarios pasaron una semana aprendiendo el MWH y los otros doce no. A todos los voluntarios se les inyectó la misma endotoxina. Los miembros del grupo que no había aprendido el método tuvieron diversas reacciones, desde síntomas leves hasta fiebre alta, mientras que los del grupo que había aprendido el MWH no tuvieron síntomas.

En los análisis de sangre de los miembros del grupo que había aprendido el MWH se apreció que sus niveles de adrenalina habían subido inmediatamente después de que empezaran a aplicar el método. Además, la proteína antiinflamatoria IL-10 reprimía los niveles de las proteínas inflamatorias IL-6, IL-8 y TNF-alfa. Los resultados de este experimento dan a entender que tenemos la capacidad de regular a la baja conscientemente nuestra respuesta inflamatoria, cosa que podría resultar muy útil para el tratamiento de las enfermedades autoinmunes.

Dieta y actitud mental

Si quieres hacer frente sin rodeos a una enfermedad autoinmune, te aconsejaría que atendieras a tu nutrición y a tu actitud mental, ya que son fundamentales para tu recuperación. Mi padre siguió durante muchos años la dieta del protocolo Wahls y le ayudó muchísimo (https://terrywahls.com/diet). Además creo que mantener una actitud mental positiva también es fundamental para la recuperación. Uno de mis libros favoritos, que recomiendo a todo el mundo, es *Deja de ser tú: la mente crea la realidad,* del doctor Joe Dispenza. Combina los campos de la física cuántica, la neurociencia, la neuroquímica, la biología y la genética para aportar al lector los conocimientos y las herramientas necesarios para producir cambios apreciables en tu vida.

Endometriosis

La endometriosis es un trastorno que se estima que afecta a una de cada diez mujeres en sus años fértiles. Se produce cuando aparece fuera del útero un tejido semejante al revestimiento interior del mismo (el endometrio), que puede provocar inflamación crónica y acumulación de tejido cicatrizado. La consecuencia son síntomas tales como menstruaciones dolorosas, menorragia, dolor pélvico crónico e infertilidad. Si bien la endometriosis no tiene cura conocida, se puede tratar con diversos medicamentos e intervenciones quirúrgicas. Pero la tasa de éxito es muy variable.

Aunque todavía faltan investigaciones, se han observado casos en los que la práctica diaria del MWH ha resultado útil para reducir los síntomas e incluso revertirlos; probablemente, gracias a sus efectos sobre el sistema endocrino (el conjunto de glándulas que producen las hormonas y las regulan) y a su capacidad de reducir las citoquinas inflamatorias (moléculas señalizadoras que fomentan la inflamación).

Jennifer padecía una endometriosis grave que le había invadido un ovario y le estaba bloqueando el segundo. Tenía dolores e hinchazón constante, y era muy difícil que pudiera tener hijos. Se sometió a cinco operaciones por laparoscopia para extirparle el exceso de endometrio del exterior del útero, pero este volvía a crecer. En la quinta y última operación, el cirujano puso fin a la intervención poco después de comenzar, puesto que, según comentó más tarde, no tenía sentido continuar con la operación pues Jennifer nunca sería capaz de tener hijos por medios naturales. Era una noticia demoledora, claro está; pero ella no se rindió. Su marido ya practicaba el MWH a diario, y le propuso a Jennifer que lo probara. Ella empezó a seguir un plan diario de ejercicios de respiración y duchas frías. A las doce semanas de haber emprendido el método se quedó embarazada de manera natural. El matrimonio tiene ya dos hijos, y Jennifer está completamente libre de síntomas.

Dolor y fatiga crónicos

Los trastornos de dolor crónico y de fatiga crónica son misteriosos, se entienden mal y pueden llegar a hundir moralmente a la persona que los padece. Los tres trastornos más comunes con dolor y fatiga son la encefalomielitis miálgica (EM), el síndrome de fatiga crónica (SFC) y la fibromialgia (FM). Se calcula que entre 17 y 24 millones de personas padecen EM/SFC en todo el mundo.

Se siguen investigando las causas de estos trastornos. Las teorías que se manejan van desde las infecciones víricas, pasando por las disfunciones del sistema nervioso central, las causas genéticas y las disfunciones inmunitarias, hasta el estrés emocional y los traumas; y existen diversos tratamientos y terapias para ayudar a los pacientes. A la luz de mi experiencia y de mi trabajo con personas que padecían estos trastornos he observado que la práctica diaria del MWH puede resultar transformadora y puede contribuir verdaderamente a reducir los síntomas y a facilitar la recuperación.

Este método resulta útil por varios motivos, pero yo creo que el principal es que al manipular tu respiración de manera consciente ejerces un efecto sobre tu sistema nervioso autónomo. El estrés y la frustración constante que producen estos trastornos causa estragos a nivel emocional y en el sistema nervioso, y genera una respuesta constante e hiperactiva de «lucha o huida». La práctica del MWH enseña al sistema nervioso a volver al modo de funcionamiento parasimpático, fomentando así la recuperación y la reparación.

Carly sufrió EM durante tres años. Estaba siempre agotada por el dolor de articulaciones, y dedicaba todo su tiempo libre a recuperarse en la cama. Los dolores de cabeza diarios y el malestar estaban afectando a sus estudios y a su trabajo. Cuando tenía que salir de casa debía «prepararse» con varios días de antelación. Tenía que descansar en la cama todo el día anterior y los dos días siguientes. Si se forzaba demasiado, perdía lo que había avanzado en su recuperación durante meses enteros.

Desde que Carly empezó a practicar el MWH ya no tiene dolores ni se encuentra en un estado constante de fatiga. Aunque todavía puede llegar a fatigarse cuando se esfuerza demasiado, mejora inmediatamente practicando la respiración del MWH. Ya no siente un malestar constante ni tiene dolores de cabeza, y ahora es capaz de trabajar a jornada completa y de salir de casa en cualquier momento. Aunque aguarda con interés sus sesiones de respiración y sus duchas frías diarias, su mayor cambio reside en su actitud mental. Ahora Carly es mucho más positiva respecto a su futuro y confía en llegar a recuperarse del todo.

Síndrome del intestino irritable (SII)

El síndrome del intestino irritable (SII) es un trastorno común que afecta al intestino y produce síntomas tales como hinchazón abdominal, dolores de estómago, estreñimiento y diarrea. Vivir con SII puede producir mucha frustración, y de momento no tiene cura; pero puedes controlar sus síntomas introduciendo cambios en tu dieta y con varios medicamentos.

Según mi experiencia en consulta con distintos pacientes, el SII va de la mano del estrés y de la ansiedad. La relación entre ellos no está clara, ni tampoco se sabe qué es lo primero, pero los estudios muestran que probablemente aparecen al mismo tiempo[16]. Esto se puede deber a que al estar constantemente en modo de «lucha o huida» se reduce la función digestiva o inmunitaria. El MWH puede ayudar a las personas que padecen SII reduciéndoles la inflamación e induciéndoles sensaciones de paz, calma y tranquilidad. La respiración, al ser diafragmática, también contribuye a masajear los órganos digestivos y estimularlos.

La respiración lenta

Sabemos que cuando mejor funciona nuestro sistema digestivo es cuando nos encontramos en estado parasimpático o de «reposo y digestión». Por tanto, vuelve al capítulo 4 y elige tu técnica favorita de liberación del estrés. Practícala durante 3 o 5 minutos antes de comer para relajar el sistema nervioso y preparar el vientre para asimilar mejor la comida.

El mal de altura

A grandes alturas sobre el nivel del mar, cada bocanada de aire que tomas contiene menos moléculas de oxígeno. A 5500 metros de altura, cada inspiración contiene aproximadamente la mitad del oxígeno que se encontraría al nivel del mar. Para compensarlo, tu tendencia natural será respirar más deprisa, y el corazón también tendrá que trabajar más. Pero, en general, no alcanzarás los mismos niveles de concentración de oxígeno en sangre que tendrías al nivel del mar.

El cuerpo humano necesita, por término medio, entre uno y tres días para aclimatarse a las alturas. Este es tiempo suficiente para que el cuerpo responda al cambio de altura modificando la presión pulmonar, los niveles de pH en sangre y los niveles de electrolitos, sales y fluidos. Si no concedes a tu cuerpo el tiempo necesario para aclimatarse, puedes padecer síntomas del mal de altura (también llamado mal de montaña), tales como mareo, agotamiento, insomnio, falta de aliento y náuseas o vómitos. Si estos síntomas se descuidan, en los casos más extremos se puede llegar incluso a morir.

Cuando estés en altura puede resultarte de gran ayuda tomarte unos momentos para sentarte/echarte y realizar rondas del MWH.

La respiración profunda enfocada te ayudará a elevar los niveles de oxígeno en sangre, y contener la respiración potenciará la producción de más hematíes que transportan el oxígeno. Así pudo conducir Wim Hof una expedición de 18 montañeros aficionados hasta la cumbre del monte Kilimanjaro, a 5900 metros de altura, y marcar un nuevo Récord Mundial Guinness para grupos, con un tiempo de 31 horas y 21 minutos, sin que se apreciara en el grupo ningún síntoma de mal de altura.

CÓMO REALIZAR LA TÉCNICA DE RESPIRACIÓN MWH

Suelo recomendar la práctica de esta técnica por la mañana y en ayunas.

Para realizar el MWH deben tenerse en cuenta varios puntos de seguridad importantes.

- Haz siempre estos ejercicios en un entorno seguro. No realices los ejercicios de respiración en el agua ni cerca del agua, ni conduciendo un vehículo.
- Estos ejercicios pueden tener efectos intensos; ve a tu propio ritmo; no necesitas forzarte a ir demasiado deprisa.
- No deben realizar estos ejercicios las mujeres embarazadas ni las personas que padezcan epilepsia, tensión arterial no controlada o anemia de células falciformes, o que hayan tenido problemas cardíacos graves en los últimos 6 meses.
- Si tienes un trastorno de salud y no sabes si seguir esta práctica es seguro para ti, consulta a tu médico, por favor.

- Haz este ejercicio sentado o acostado.
- Inspira hondo por la nariz o por la boca.
- Espira por la boca sin ejercer fuerza ni control.
- Deberías sentir como si la espiración cayera sin más. No intentes acelerarla ni retrasarla.
- Esto es un ciclo de respiración. Repite 30 ciclos de respiración.

Nota: Si empiezas a sentir mareo o como si la cabeza te diera vueltas, o notas algún hormigueo en las manos, pies o cara, se trata de una reacción completamente normal que se produce cuando tu fisiología empieza a cambiar. Pero, si se vuelve demasiado incómodo, interrumpe el ejercicio. No obstante, si aprendes a relajarte con esas sensaciones, e incluso a disfrutarlas, recogerás sus beneficios.

- En la última respiración, espira y, después, contén la respiración (no se trata de inspirar y contener la respiración).
- Cuando notes un fuerte impulso de respirar, haz una inspiración honda y contén esa inspiración (con los pulmones llenos) de 10 a 15 segundos.
- A continuación, relájate y espira.
- Dedica unos momentos a observar tus sensaciones corporales.

- Esto es una ronda completa. Repite 2 veces más la ronda hasta realizar un total de 3 rondas.
- Cuando hayas completado 3 rondas, tómate un momento para relajarte y disfrutar del estado que has creado para ti mismo.

CÓMO REALIZAR LA EXPOSICIÓN AL FRÍO

Wim te recomienda exponerte al frío de manera gradual; no necesitas forzarte ni precipitar demasiado las cosas.

- Empieza simplemente dándote una ducha fría cada mañana. Cuando estés terminando tu ducha normal, gira el grifo para que salga agua fría. Aunque solo estés así 30 segundos, es un gran comienzo.

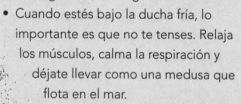

- Cuando estés bajo la ducha fría, lo importante es que no te tenses. Relaja los músculos, calma la respiración y déjate llevar como una medusa que flota en el mar.

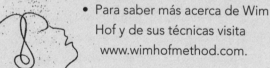

- Para saber más acerca de Wim Hof y de sus técnicas visita www.wimhofmethod.com.

LA RESPIRACIÓN CONSCIENTE INTEGRATIVA

EL PODER SANADOR EXTRAORDINARIO DE LA RESPIRACIÓN

En el curso de mis exploraciones constantes, movido siempre por el impulso de descubrir qué nuevos beneficios se pueden obtener con la respiración consciente, terminé por encontrar los diversos métodos que se clasifican dentro de la Respiración Consciente Integrativa, que yo considero que es una de las posibilidades más apasionantes de la respiración consciente.

Cuando fui aprendiendo de grandes instructores, expertos y maestros, llegué a convencerme de que, si muchas personas aprendían estos métodos y comprendían lo que se puede lograr siguiéndolos, nuestro mundo viviría una transformación notable.

La Respiración Consciente Integrativa (*Integrative Breathwork*) es una categoría de la respiración consciente que se centra en la sanación emocional y en la exploración y el desarrollo espiritual. Mis experiencias con la Respiración Consciente Integrativa me han permitido liberarme por completo de vivencias y traumas del pasado que seguían acosándome, incluso aunque yo no fuera consciente de ello. Así he llegado a entender mejor quién soy y la naturaleza del universo, y hasta he llegado a asomarme a los planos místicos de la consciencia y de lo sobrenatural.

Con la Respiración Consciente Integrativa se aplican métodos de respiración para modificar sin peligro tu conciencia y la fisiología de tu cuerpo con el fin de inducir lo que el doctor Stan Groff, creador de la Respiración Holotrópica (*Holotropic Breathwork*), llama «estados no ordinarios de la consciencia». Es en esos estados donde se puede producir una sanación física, mental, emocional y espiritual poderosa y transformadora.

Los estados no ordinarios se han empleado desde tiempos inmemoriales en las culturas antiguas y aborígenes (como ritos de paso, para la sanación y la exploración espiritual) empleando métodos como los cánticos, la danza, la respiración, la meditación, la exposición al calor, el ayuno y las plantas psicodélicas.

La ciencia oficial despreció durante muchísimo tiempo el valor de estas prácticas. Pero ahora se están llevando a cabo muchas investigaciones, por parte de instituciones tales como la Asociación Multidisciplinar de Estudios Psicodélicos y el Centro de Investigación Psicodélica del Imperial College de Londres, con el propósito de entender y descubrir los posibles beneficios sanadores de los estados no ordinarios, sobre todo en trastornos tales como el TEPT, la depresión, el TDAH y la ansiedad crónica.

He sido testigo de cómo muchas personas lograban con la Respiración Consciente Integrativa grandes avances en su propia sanación, superando el duelo, liberándose de traumas del pasado, adquiriendo confianza para dejar la medicación contra la ansiedad y encontrando el alivio permanente del dolor físico.

Voy a presentar a continuación algunas de mis experiencias personales más extraordinarias en el curso de mi propio viaje por la respiración consciente.

Respiración Transformacional Integradora en Antalya (Turquía)

Asistí a un cursillo de formación de una semana impartido por Judith Kravitz, creadora de un método de respiración consciente llamado Respiración Transformacional Integradora. Judith empezó a practicar la respiración consciente a mediados de los años setenta, con la práctica de respiración llamada *Rebirthing* (Renacer). Integró después otras herramientas sanadoras, entre ellas el movimiento, el *Toning* y el *Body Mapping* para crear la Respiración Transformacional Integradora *(Transformational Breath)*.

En el cursillo, Judith nos explicó que al emplear una «pauta de respiración circular plena» se activa una frecuencia alta que recorre los sistemas energéticos del cuerpo. Por el principio de la sincronización *(entrainment)*, las pautas de baja frecuencia restantes debidas a traumas anteriores se elevan en presencia del estado de energía mayor para despejar los bloqueos en el sistema energético. A decir verdad, yo no lo entendí por entonces, pero estaba abierto a aquella experiencia.

En una de las sesiones, tendido en el suelo y respirando según esa pauta circular, la mente me llevó a una época en que yo tenía unos 9 años. Yo era un niño más bien travieso, y en las raras ocasiones en que me pasaba de la raya y hacía alguna trastada gorda, mi padre me daba un azote suave en el trasero como castigo. En un momento dado, hice algo especialmente imprudente y mi padre, con el calor del momento, me pegó más fuerte de lo acostumbrado, y yo me quedé conmocionado.

En cuanto fui consciente de este recuerdo, lo que me llegó a continuación fueron grandes oleadas de emociones: tristeza, confusión, injusticia y la sensación de haber sido traicionado. Yo no tenía ni idea de que aquel pequeño hecho de mi vida tuviera para mí una carga emocional y que hubiera podido estarme afectando inconscientemente de alguna manera. Pero el caso fue que me puse a llorar, a gritar y a agitar todo el cuerpo, que se me movía por sí solo de manera incontrolada. Al cabo de cosa de un minuto se pasó la emoción y me dominó una sensación profunda de liviandad, de calma y de paz que me acompañó el resto de la semana. Me sentía distinto de alguna manera, como si el mundo me pareciera un poco más luminoso y liviano.

Rebirthing en Baja California (México)

El *Rebirthing* (renacer) fue creado por Leonard Orr y es uno de los dos métodos terapéuticos occidentales de respiración consciente reconocidos que surgieron en la década de los setenta. El *Rebirthing* es el lugar de origen de la «respiración consciente y conectada», una técnica respiratoria que ahora adoptan muchas escuelas de la Respiración Consciente Integrativa.

Tuve la fortuna de que me formara en *Rebirthing* uno de los primeros discípulos de Leonard, Dan Brulé, que ya es toda una leyenda en el mundo de la respiración consciente. Pasé un mes con Dan en una comunidad alternativa llamada Baja Biosana, en Baja California (México). Practicábamos la respiración a diario, y cada sesión me aportaba un nuevo avance o un nuevo descubrimiento. En una sesión concreta, el rostro de un santo indio vino a mi conciencia.

Mientras contemplaba su rostro bondadoso que me sonreía con dulzura sentía que unas oleadas increíbles de amor, de cariño y de aceptación recorrían mi cuerpo y rompí a llorar de puro amor y alegría. Tenía la sensación de estar siendo bendecido o recibiendo ánimos. Me invadía sin cesar un mensaje que venía a decir: «Eres perfecto tal como eres; ¡tú puedes!», y que me abrumaba por completo.

Al cabo de un rato que me pareció de horas enteras oí a lo lejos la voz de Dan indicándome que empezara a desacelerar la respiración y me relajara. Aunque yo no quería interrumpir aquel momento, había llegado la hora de regresar a la consciencia normal. La cara me sonrió y, sin darme tiempo a pensar nada más, avanzó hacia mí y se fusionó con mi cuerpo. En aquel instante, todo mi cuerpo comenzó a vibrar de manera incontrolada y yo empecé a reír de dicha sin poder parar durante un cuarto de hora por lo menos. Después de la sesión de respiración me quedó una sensación de energía eufórica, felicidad y emoción, con mucho amor por esa bendición que es mi vida.

Respiración Holotrópica en Basilea (Suiza)

Asistí a un taller impartido por Stanislav Grof, creador de un método de respiración consciente llamado Respiración Holotrópica. La Respiración Holotrópica también se cuenta entre los métodos terapéuticos de respiración consciente desarrollados en Occidente en la década de los setenta. Holotrópico significa «que se mueve hasta la integridad» (del griego *holos*, que significa «íntegro», y *trepein*, que significa «moverse hacia algo»).

Los psiquiatras Stanislav y Christina Grof, que estaban muy interesados por las posibilidades terapéuticas de los estados alterados de consciencia, desarrollaron la Respiración Holotrópica, en la que se integran ideas de las investigaciones modernas sobre la consciencia y de la antropología, la psicología transpersonal, las prácticas espirituales orientales y las tradiciones místicas del mundo.

Asistían al taller más de 150 personas de todo el mundo, reunidas en una sala grande que estaba abarrotada (¡llegué a preguntarme si habría allí oxígeno suficiente para todos!). Cuando empezó la sesión de Respiración Holotrópica, los asistentes empezaron al momento a vivir sus diversas experiencias. Unos reían; otros lloraban. Había personas que soltaban gritos de alegría, y otras permanecían quietas y en silencio.

Las sesiones de Respiración Holotrópica tienden a ser bastante largas, normalmente de entre 2 y 3 horas. Cuando debíamos de estar hacia la mitad de la sesión, empecé a notar mucho cansancio en el cuerpo y a sentir mucha resistencia a seguir con aquello. En vez de optar por parar sin más, tomé la determinación de dejar por completo lo que estaba pasando y permitir, sencillamente, que mi respiración siguiera adelante por sí sola, al ritmo y al volumen que quisiera. En cuanto hube tomado esta decisión empecé a notar en el cuello y en los hombros una sensación de ligereza que se extendió después por todo mi cuerpo. Me parecía que estaba volando, que me elevaba del suelo flotando por el aire; ¡hasta que advertí que, en efecto, estaba flotando! Aunque tenía los ojos cerrados, percibía visiones de la sala en la que estaba con la misma claridad que si tuviera los ojos abiertos. ¡Veía la sala y veía mi cuerpo tendido en el suelo! Podía desplazarme por la sala, observando a las demás personas. Aquella fue la primera de otras muchas experiencias extracorporales que he vivido en las sesiones de Respiración Consciente Integrativa.

Respiración Biodinámica y Sistema de Liberación del Trauma (BBTRS) en Bali

Asistí a un curso de formación de Respiración Biodinámica y Sistema de Liberación del Trauma (*Biodinamic Breathwork & Trauma Release System*, BBTRS) en Bali, con su fundador, Giten Tonkov. La BBTRS emplea seis elementos que, al aplicarse juntos, maximizan las posibilidades de liberación de traumas y de sanación: respiración, movimiento, tacto, expresión emocional, sonido y meditación.

Si bien muchos estilos de la Respiración Consciente Integrativa se practican en posición de tumbado, en la BBTRS, las cosas se hacen de otra manera. Se puede adoptar otra postura con el fin de enfocar la sesión hacia un aspecto determinado de la sanación. La BBTRS también es singular por la importancia que da al trabajo corporal basado en los traumas.

En una sesión en la que otro discípulo me estaba guiando (nosotros decimos que «me estaba respirando») acudió Giten a evaluarme. Sin decir palabra, asió suavemente entre el pulgar y el índice un músculo a un lado de mi laringe. Cuando él lo comprimió con suavidad, sentí de pronto un arrebato increíble de rabia que me salía del centro del pecho y me subía por la garganta. Ya no había vuelta atrás.

Solté un grito de ira, pero lo que salió no fue mi voz sino un sonido más profundo, más primitivo. Si bien yo no conocía el origen de aquella rabia, sabía que era algo que me salía muy de dentro y que tenía que expresarlo y liberarlo. Después de la sesión de respiración consciente, habiendo liberado la tensión en la mandíbula, la muñeca y los hombros, sentía los músculos blandos como la gelatina y me había desaparecido en un 90 % un dolor crónico que tenía en el hombro izquierdo desde hacía seis años.

Con la popularidad creciente de la respiración consciente, cada vez son más los investigadores que manifiestan su interés por explorar los cambios psicológicos que se pueden producir al emplear esta herramienta terapéutica maravillosa. Ya se han dado casos irrefutables. Yo suelo ser testigo del modo notable en que ciertas personas son capaces de quitarse de encima las capas de traumas acumulados y liberarse del estrés y la tensión acumulados en el sistema nervioso, e incluso son capaces de empezar a abrirse a nuevos niveles de la consciencia, con experiencias místicas y divinas en muchos casos. Cuando trabajo con alumnos que experimentan la respiración consciente por primera vez no es raro que incluyan después la sesión entre los cinco hechos más significativos de toda su vida.

La Respiración Consciente Integrativa tiene muchos estilos, y cada uno de ellos tiene sus métodos y sus técnicas propias. Te recomiendo encarecidamente que pruebes varios de ellos para determinar cuál es el que te viene mejor. Deberías practicar las primeras sesiones bajo la orientación de un practicante experimentado y cualificado. Te recomiendo que busques instructores cualificados de respiración consciente en tu localidad. He aquí una lista de las figuras y escuelas más destacadas.

- Breath Mastery, con Dan Brulé: www.breathmastery. com/.
- Respiración Holotrópica (*Holotropic Breathwork*): www. holotropic.com/.
- Respiración Biodinámica y Sistema de Liberación del Trauma (*Biodynamic Breathwork and Trauma Release System*): www.biodynamicbreath.com/.
- Respiración Transformacional Integradora (*Transformational Breath*): www.transformationalbreath.com/.
- Alquimia de la respiración (*Alchemy of Breath*): www. alchemyofbreath.com/.
- Respiración de *Rebirthing* (*Rebirthing Breathwork*): www.rebirthingbreathwork.com/.
- Respiración terapéutica (*Therapeutic Breathwork*), con Jim Morningstar: www.transformationsusa.com/.

Conclusión

Lo que espero que hayas sacado en limpio de este libro es, sobre todo, un vivo interés por las posibilidades y el potencial que tienes a tu alcance.

Veo a diario el asombro que produce el poder de la respiración en personas de todo el mundo. Uno de los aspectos de mi trabajo que más me agradan es contemplar las expresiones de incredulidad de la gente tras lo que acaban de vivir en una sesión de respiración consciente, porque sé entonces que acabo de ser testigo del comienzo de un nuevo capítulo en la vida de esa persona.

Estamos aprendiendo y descubriendo constantemente más y más cosas sobre lo maravilloso que es el cuerpo humano y sobre cómo poseemos ya muchas de las herramientas que necesitamos para mejorar nuestro bienestar, nuestra salud y nuestro rendimiento.

No siempre es necesario que emprendas una dieta superestricta, que te pongas a practicar Crossfit, que medites dos horas al día ni que te conviertas en yogui para empezar a sentir grandes cambios en tu vida. A estas alturas ya podrás aceptar que una cosa tan sencilla como sintonizar con tu respiración y aprender a servirte de ella de diversos modos te puede abrir nuevas dimensiones de salud y de felicidad.

Todos tenemos dentro un gran poder que quiere expresarse, pero para hacer efectivo este poder debes reflexionar sobre tu vida y decidir qué es lo que debes hacer de otra manera. Lo más difícil del cambio es no hacer las mismas cosas que hiciste ayer.

Por tanto, puedes hacer una pausa en tu ajetreada vida para dedicarte tiempo a ti mismo y dar importancia consciente a forjar hábitos nuevos. Puedes empezar por practicar los 15 minutos de ejercicio para el *core* y los 5 minutos de ejercicio para el enfoque (o hacer solo una parte, si solo dispones de unos pocos minutos), o, aunque sea, ponerte un recordatorio diario para revisar tu manera de respirar (¿tienes los hombros relajados? ¿Estás respirando por la nariz?). Si tienes constancia, estos hábitos se volverán automáticos, y entonces podrás centrarte en algo nuevo.

Tu viaje por la vida es personal y único, pero tiene algo en común con el de todos los demás: ¡es un VIAJE! Esto significa que avanzar es tan sencillo como concentrarte en dar un pasito tras otro; y con el tiempo podrás volver la vista atrás, verás las huellas que has ido dejando y sonreirás. También verás otras muchas huellas junto a las tuyas y entenderás que todos estamos haciendo juntos el mismo viaje.

Todos nosotros somos piezas sueltas de ese rompecabezas que es nuestro mundo. Si cada uno de nosotros puede aprender a ser un poco más amable, a tener amor y compasión, primero con nosotros mismos y después con las personas que nos rodean, entonces estaremos contribuyendo a un futuro de paz y prosperidad en este planeta cada vez que respiramos.

Información adicional

Lecturas recomendadas

Respiración consciente correctiva

Leon Chaitow, Dinah Bradley and Christopher Gilbert, *Recognising and Treating Breathing Disorders: A Multidisciplinary Approach*, Churchill Livingstone, 2ª edición, 2013.

Donna Farhi, *El gran libro de la respiración*, Ediciones Robinbook, 1998.

Patrick McKeown, *Close Your Mouth: Breathing Clinic Self-Help Manual*, Gardners Books, 2003.

Belisa Vranich, *Breathe: The Simple Revolutionary 14-Day Program to Improve Your Mental and Physical Health*, Griffin, 2016.

Respiración Consciente Integrativa

Stanislav Grof y Christina Grof, *La respiración holotrópica: un nuevo enfoque a la autoexploración y la terapia*. La Liebre de Marzo, 2011.

Judith Kravitz, *Breathe Deep Laugh Loudly: The Joy of Transformational Breathing*, Trafford Publishing, 2007.

Jim Morningstar, *Break Through with Breathwork: Jumpstarting Personal Growth in Counseling and the Healing Arts*, North Atlantic Books, 2017.

Leonard Orr, con Sondra Ray, *Renacimiento en la nueva era*. Gran Vía, 1989.

Giten Tonkov, *Feel to Heal: Releasing Trauma Through Body Awareness and Breathwork Practice*, autoeditado, 2019.

Respiración consciente mente-cuerpo

Richard P. Brown y Patricia L. Gerbarg, *The Healing Power of The Breath: Simple Techniques to Reduce Stress and Anxiety, Enhance Concentration, and Balance Your Emotions*, Shambhala, 2012.

Dan Brulé, *Respirar la vida: una introducción al trabajo de respiración*. Urano, 2017.

Robert L. Fried, *Breathe Well, Be Well: A Program to Relieve Stress, Anxiety, Asthma, Hypertension, Migraine, and Other Disorders for Better Health*, Wiley, 1994.

Gay Hendricks, *La respiración consciente*, Urano, 1997

Wim Hof, *El Método Wim Hof*, Gaia ediciones, 2021

Wim Hof y Justin Rosales, *El hombre de hielo = The Iceman : el método Wim Hof de control de la respiración y exposición al frío extremo para superar los límites, estar más sano y potenciar la forma física*, Gaia Ediciones, 2017.

B. K. S. Iyengar, *Light on Pranayama: The Yogic Art of Breathing*, Crossroad Publishing Company, 1985.

Swami Rama, doctor Rudolph Ballentine, doctor Alan Hymes, *The Science of Breath – A Practical Guide*, Himalayan Institute Press, nueva edición, 2007.

Swami Niranjanananda Saraswati, *Prana and Pranayama*, Bihar School of Yoga/Yoga Publications Trust/Munger, 2010.

Swami Saradanda, *El arte de respirar bien*, Naturart, 2014.

YogiRamacharaka, *Ciencia hindú-yogui de la respiración*. Editorial Edaf, 1986.

Respiración consciente de rendimiento

Patrick McKeown, *El poder del oxígeno: técnicas de respiración sencillas y científicamente probadas que revolucionarán tu salud y tu forma física*. Gaia Ediciones, 2018.

Vladimir Yasiliev, con Scott Meredith, *Let Every Breath: Secrets of the Russian Breath Masters*, Russian Martial Art, 2006.

Lecturas recomendadas

Dr. Joe Dispenza, *Deja de ser tú*. Urano, 2012

Stephen Porges, *Guía de bolsillo de la teoría polivagal: el poder transformador de sentirse seguro,* Editorial Eleftheria, 2018.

Stanley Rosenberg, *El nervio vago: su poder sanador: técnicas para tratar la depresión, la ansiedad, los traumas y otros problemas,* Sirio, 2017.

Dr. John E. Sarno, *La mente dividida,* Sirio, 2013.

Dr. Bessel van der Kolk, *El cuerpo lleva la cuenta: cerebro, mente y cuerpo en la superación del trauma,* Editorial Eleftheria, 2020.

Referencias

1. Robert L. Fried, *Breathe Well, Be Well: A Program to Relieve Stress, Anxiety, Asthma, Hypertension, Migraine, and Other Disorders for Better Health,* Wiley, 1994.

2. Leon Chaitow, Dinah Bradley y Christopher Gilbert, *Recognizing and Treating Breathing Disorders: A Multidisciplinary Approach,* Churchill Livingstone, 2.ª edición, 2013.

3. Rene Cailliet y Leonard Gross, *Técnicas para rejuvenecer,* Urano, 1989.

4. Mental Health Foundation, «Stressed Nation: 74% of UK "overwhelmed or unable to cope" at some point in the past year», 14 de mayo de 2018; https://www.mentalhealth.org.uk/news/stressed-nation-74-uk-overwhelmed-or-unablecope-some-point-past-year.

5. Stephen B. Elliott, *The New Science of Breath,* 2.ª edición, Coherence Publishing, 2005.

6. R. J. S. Gerritsen y G. P. H. Band, «Breath of life: the respiratory vagal stimulation model of contemplative activity», *Frontiers in Human Neuroscience,* 2018; https://www.ncbi.nlm.nih. gov/pmc/articles/PMC6189422/.

7. M. Kuppusamy *et al.,* «Immediate Effects of *Bhramari Pranayama* on Resting Cardiovascular Parameters in Healthy Adoles-

cents», *Journal of Clinical and Diagnostic Research*, mayo de 2016; https://www.ncbi.nlm.nih.gov/pmc/articles/ PMC4948385/.

8. E. Vlemincx *et al.*, «Respiratory variability preceding and following sighs: a resetter hypothesis», *Biological Psychology*, 2010, 84 (1), 82–7, PMID: 19744538.

9. B. G. Kalyani *et al.*, «Neurohemodynamic correlates of "OM" chanting: A pilot functional magnetic resonance imaging study», *International Journal of Yoga*, 2011; https://www.ncbi. nlm.nih. gov/pmc/articles/PMC3099099/.

10. C. Zelano *et al.*, «Nasal respiration entrains human limbic oscillations and modulates cognitive function», *Journal of Neuroscience*, 7 de diciembre de 2016, doi: 10.1523/ JNEUROSCI.2586-16.2016.

11. C. D. B. Luft *et al.*, «Right temporal alpha oscillations as a neural mechanism for inhibiting obvious associations», *PNAS*, diciembre de 2018; https://www.pnas.org/content/115/52/E12144.

12. S. Othmer y S. F. Othmer, «Development history of the Othmer method», http://www.eeginfo.com/research/researchpapers/Researchw-Othmer-Method-2017.pdf.

13. N. J. Chacko *et al.*, «Slow Breathing Improves Arterial Baroreflex Sensitivity and Decreases Blood Pressure in Essential Hypertension», *Hypertension*, agosto de 2005; https://www.ahajournals.org/doi/full/10.1161/01.hyp.0000179581.68566.7d.

14. V. Busch *et al.*, «The effect of deep and slow breathing on pain perception, autonomic activity, and mood processing – a study», *Pain Medicine*, 2012; https://www.ncbi.nlm.nih.gov/pubmed/21939499.

15. M. E. Russell *et al.*, «Use of controlled diaphragmatic breathing for the management of motion sickness in a virtual reality environment», *Applied Psychophysiology and Biofeedback*, diciembre de 2014; https://www.ncbi.nlm.nih.gov/pubmed/25280524.

16. H. Qin *et al.*, «Impact of psychological stress on irritable bowel syndrome», *World Journal of Gastroenterology*, octubre de 2014; https://www.ncbi.nlm.nih.gov/pmc/articles/PMC4202343/

Agradecimientos

El hecho de redactar las últimas palabras de este libro me llena de emoción, de sensación de logro y de alivio, pero también de tristeza y de pena. A lo largo de los meses que he dedicado a escribir el libro he llegado a comprender que este representaba el cierre de un capítulo de mi vida y el comienzo de otro nuevo. Y ahora que está terminado tengo un cierto sentimiento de pérdida, al despedirme de lo antiguo y dar la bienvenida a lo nuevo.

Este es un momento oportuno para reflexionar sobre mi viaje en este mundo, que ha sido magnífico y maravilloso aunque también duro y doloroso a veces, y para dar las gracias por los muchos dones y bendiciones que he recibido en mi vida.

Me he criado en una familia muy unida, y considero que esta es la mayor de las bendiciones de mi vida. A mi madre y mi padre, Yujin y David: ¡ahora entiendo por qué os elegí! Gracias, desde lo más hondo de mi corazón, por vuestro amor y apoyo incansables y por vuestra fe en mí. A mis hermanos, Jim e Ian: gracias por haber estado siempre presentes para mí y por ser tales fuentes de apoyo fraterno, de amor y de risas. A Mel, Peri, Maya, Flynn, Nina, Aria y Declan: gracias por haber compartido siempre vuestro calor y por haber traído a mi vida tanto amor y tanta alegría.

He recibido mucho de muchos maestros increíbles, tanto en el marco formalizado de profesor-alumno como, de manera más general, en las relaciones y trato que he mantenido con diversas personas que han entrado en mi vida. A todos mis maestros: valoro como un tesoro nuestra relación, ya haya sido en persona, en la pantalla de un ordenador, por medio de un libro o en espíritu. ¡Gracias por vuestra sabiduría, por haber dedicado vuestro tiempo y energía a ayudarme a crecer, ¡ya fuera a sabiendas o no!

Un libro solo se publica gracias al equipo que tiene detrás. Quiero expresar mi agradecimiento al equipo de Penguin Life, Emily, Alice, Corinna y Susannah, por vuestro entusiasmo, orientación y paciencia: trabajar con vosotras ha sido todo un sueño. También quiero dar las gracias de todo corazón a Jackie, que me ayudó maravillosamente a entender el mundo de la edición. Y, por último, muchísimas gracias, Mark, por tu sabiduría generosa, con la que me ayudaste a convertir mi torbellino de ideas en un libro del que estoy muy orgulloso.

Y, por fin, a ti, lector. Gracias por haber dedicado un tiempo a leer las páginas de este libro. Espero que sus palabras te hayan servido y que te abran un mundo nuevo de posibilidades.

Índice temático

5 minutos de ejercicio para el
enfoque, 96-102, 177, 210
observación visual, 97-99
prueba de capacidad vital, 99
prueba de tolerancia al CO_2,
100-102
rodillo de espuma, 99

15 minutos de ejercicio para el *core*,
74-95
balanceos de respiración, 88-89
estiramientos, 74-87
mecánica respiratoria y tolerancia
al CO_2, 90-95

abdominal, respiración, 50-51
con peso, 98-99
observación visual, 62
actitud mental, 188-189
adicciones, 173-174
aliento de fuego, 116-117, 153-154,
156-157,
Alquimia de la respiración
(Alchemy of Breath), 207
alvéolos, 34-35, 137
ansiedad, 33, 56, 67-69, 104-105,
143-144, 200
de rendimiento, 145-147
y síndrome del intestino irritable,
194

asma, 68, 177-178
ataques de pánico, 143-144

baile del dióxido de carbono, 100-
102
balanceos de respiración, 88-89
bhramari pranayama, 124
bienestar mental, 14, 137-160
ansiedad de rendimiento, 145-
147
ansiedad y ataques de pánico,
143-144
creatividad, 153-155
enfoque y concentración, 156-
157
ensayo mental, 148-149
ira y frustración, 137-138
meditación, 158-160
nervioso, sentirse, 141-142
tensión al volante, 139-140
toma de decisiones, 150-152
bronquiolos, 34
bronquios, 34
Brulé, Dan, 137, 202, 207
Buteyko, Konstantin, 177
Buteyko, método, 33, 66, 177

cabalgar las olas de la respiración,
114-115
Cailliet, Rene, 64

cánticos, 139-140, 200
capilares, 35
cavidad torácica, 41-42, 44-45
ciclos de respiración, 90-93
concentración, 156-157
conciencia de la respiración,
   112-113
conejito de la energía, 117-118,
   153-154, 156-157
consciente correctiva, respiración, 32
   lecturas recomendadas, 211
consciente de rendimiento,
   respiración, 32 [*véase también*
   rendimiento en el deporte]
   lecturas recomendadas, 212
Consciente Integrativa,
   Respiración, 32, 132, 136, 174,
   178, 199-207
   lecturas recomendadas, 211
   para el asma, 178
   para el dolor crónico, 131-132,
   181, 206-207
   Rebirthing (Renacer),
   202-203
   Respiración Biodinámica y
   Sistema de Liberación del
   Trauma, 205-207
   Respiración Holotrópica, 203-
   205
   Respiración Transformacional
   Integradora, 201-202
consciente mente-cuerpo,
   respiración, 32 [*véase también*
   bienestar mental; salud física]
   lecturas recomendadas, 212
consciente, respiración, 14, 16, 18,
   29-36, 111-113
   anuladores del estrés, 119-124

conciencia de la respiración, 111-
   113
definiciones, 30-36
estimulantes para la tarde, 116-118
herramientas cotidianas, 107-132
Método Wim Hof, 136, 186-198
motivación para la mañana, 114-
   115
para el bienestar mental, 137-160
para el rendimiento en el
   deporte, 161-168
para la salud física, 169-185
Respiración Consciente
   Integrativa, 199-207
tipos 32-33
tranquilizantes de noche, 125-
   130
contener la respiración, 52-54
15 minutos de ejercicio para el
   core, 90, 94-95
prueba de tolerancia al CO_2, 66-
   69, 90
simular el entrenamiento en
   altura, 164-167
contracción y relajación de psoas,
   83-84
corazón, 35
creatividad, 153-155

deportivo, rendimiento [*véase*
   rendimiento en el deporte]
diafragma, 41-45
   ciclo de respiración, 91-92
   diafragmática, respiración, 51,
   57-58
   observación visual, 62
dieta, 188-189
   del protocolo Wahls, 188-189

dióxido de carbono (CO_2), 45, 55-58, 66-70, 90, 100-102
    prueba de tolerancia, 66-69, 90, 100-102
Dispenza, doctor Joe, 189
dolor, 180-181
    crónico de la baja espalda, 131-132
    de cabeza, 175-176
    y fatiga crónicos, 192-193
dormir, 16, 33
    respirar para, 125-130

elevadores de las costillas, músculos, 42-43
Elliott, Stephen, 120, 213
encefalomielitis miálgica (EM), 192-193
endometriosis, 190-191
energía, 15, 17, 33
    respirar para tener 116-118
enfermedades autoinmunes (EA), 187-189 [véase también esclerosis múltiple]
    Método Wim Hof, 187-189
enfoque y concentración, 156-157
entrenamiento en altura, 164-167
eritropoyetina (EPO), 164
esclerosis múltiple, 25-27, 30, 187
espiración, 45
    controlada, 55-57
    controlarla y abortarla, 55-57
    escala de volumen respiratorio 110-111
    estimulantes para la tarde 126-129
    estiramientos 82-96
    músculos, 45

estrés, 39, 53, 55, 67
    y músculos de la respiración, 43-45
    y respiración, 53, 55, 104-105, 119-124
    y síndrome del intestino irritable, 194

factor inducible por hipoxia (HIF), 164
Farhi, Donna, 14, 211
fibromialgia, 192
flexibilidad torácica, 33, 40, 76
flexión hacia delante, 77-78
frustración, 137-138
fumar, 173-174
gato-vaca, 79-80

Groff, doctores Stanislav y Christina, 200

hablar en público, 145-147
hipertensión arterial, 179
hipocapnia, 54-55
Hof, Wim, 21, 25-30, 136, 181, 186-198, 212 [véase también Método Wim Hof]

inspiración, 34, 44
    escala de volumen respiratorio, 110-111
    músculos, 44
intercostales, músculos, 42
inversa, respiración, 47-48
    observación visual, 61
ira, 137-138

kapalbhati pranayama, 116-117
Kravitz, Judith, 201, 211

mal de altura, 195-198
mareo en los viajes, 184-185
McKeown, Patrick, 164-167, 211, 212
meditación, 15, 113, 158-160
Método Wim Hof (MWH), 21, 25-30, 136, 181, 186-198, 212
  dolor y fatiga crónicos, 192-193
  endometriosis, 190-191
  enfermedades autoinmunes (EA), 187-189
  mal de altura, 195-198
  para el dolor crónico, 192-193
  síndrome del intestino irritable, 194
  técnica de respiración, 196-198
miedo, 52, 143
miedo escénico, 145-147
migrañas, 175-176
Morningstar, Jim, 207, 211
motivación para la mañana 114-115
músculos, 40-45
  calentamiento, 88-89
  diafragma, 41-42
  espirar, 45
  estiramientos, 74-87
  inspirar, 44
  intercostales y elevadores de las costillas, 42
  músculos secundarios de la respiración, 43-45
  observación visual, 59-63
  respirar y soltar 128

nadi shodhana, 153-155
nariz [véase respiración nasal]

nasal, respiración, 46-54, 161-163
  espirar, 36
  inspirar, 34
  para el rendimiento en el deporte, 161-163
  respiración de fosas nasales alternas, 153-155
náuseas, 184-185
nervio frénico, 41
nervio vago, 122, 123
nervios, 33, 141-142
  ansiedad de rendimiento, 145-147
no-respiración, 52, 63
  observación visual, 63

observación visual, 59-63, 96-99
Orr, Leonard, 202
Othmer, doctores Siegfried y Susan, 156, 214
óxido nítrico (NO), 46, 162-163
oxígeno (O_2), 46, 54-55, 162, 164, 195

parighāsana, 81-82
perros verticales, 76
postura de la puerta, 81-82
pranayama, 17, 33
  bhramari, 124
  controlar la espiración, 56
  kapalbhati, 116-117
  nadi shodhana, 153-155
  respiración 4-7-8, 129-130
prueba de capacidad vital (CV), 63-66, 99
pulmones, 34-36, 41-42, 44-46, 63-64, 70, 137, 162

qigong, 31

Rebirthing (renacer), 33, 201-203, 207
recuperación, 188-189
recuperación después del ejercicio, 168
relajación muscular progresiva, 128
relajación, 83-84, 119-125, 128, 129, 142, 148, 168
  recuperación después del ejercicio, 168
  respirar para la, 119-124
rendimiento en el deporte, 14, 16, 32, 161-167
  óxido nítrico, 46, 162-163
  recuperación después del ejercicio, 168
  respiración nasal, 161-163
  simular el entrenamiento en altura, 164-167
resaca, 182-183
respiración [*véase también:* respiración abdominal, consciente, consciente de rendimiento, consciente correctiva, Consciente Integrativa, consciente mente-cuerpo, diafragmática, inversa, nasal, torácica, Transformacional].
4-7-8, 129-130
abdominal, 42, 50-51, 62
abdominal con peso, 98-99
biodinámica y sistema de liberación del trauma, 33, 205-207
celular, 35
coherente, 120-121, 156-157, 160
conductas irregulares, 52-57
consciente, 14, 16, 18, 29-36, 111-113

consciente correctiva, 32-33, 211
consciente de rendimiento, 32-33, 212
Consciente Integrativa, 32-33, 132, 136, 174, 178, 199-207
consciente mente-cuerpo, 32-33
consciente para todos los días, 32-33
de abejorro, 124
de aislamiento del abdomen, 91-93
de caja, 141-142, 145, 147
de doble calma, 123
de escalera, 126-127
de fosas nasales alternas, 153-155
de las 5 de la tarde, 122
de mariposa, 175-176
diafragmática, 51, 62, 91-92
excesiva, 54-55
Holotrópica, 200, 203-205
inversa, 47-48
mecánica respiratoria y tolerancia al CO_2, 90-95
músculos de la, 40-44
nasal, 46-54, 161-163
observación visual, 59-62
óptima, 57-58
pautas, 47-57
prueba de capacidad vital, 63-66
prueba de tolerancia al CO_2, 66-69
pruebas, 58-69
sabiduría tradicional se suma a la ciencia moderna, 17-18
torácica, 49
Transformacional, 32-33, 201-202, 207
viaje de la, 34-36
y estrés, 104-105
Respirar bien, programa, 16, 71-105

5 minutos de ejercicio para el enfoque, 96-102, 103
15 minutos de ejercicio para el *core*, 74-95, 103
respirar para relajarte, 119-124
respirar por la boca, 46-47
respirar y soltar, 128
rodillo de espuma, 97-98

salud física, 13-14, 17, 29, 31, 169-185, 187-196
asma, 177-178
dejar de fumar, 173-174
dolor, 180-181
dolor y fatiga crónicos, 192-193
dolores de cabeza y migrañas 175-176
endometriosis, 190-191
enfermedades autoinmunes (EA), 187-189
hipertensión arterial, 194
mal de altura, 195-196
mejor sexo 169-172
náuseas y mareo en los viajes, 184-185
resaca, 182-183
síndrome del intestino irritable, 194
salud [*véase* bienestar mental; salud física].
Sarno, doctor John, 131
saturación de oxígeno, 54-55
sexo, 169-172
síndrome de fatiga crónica, 192-193
síndrome del intestino irritable (SII), 194
Sistema de Liberación del Trauma, 205

sistema nervioso autónomo (SNA), 119-120, 122, 125, 126, 129, 153, 168, 192, 206
sistema nervioso parasimpático (SNP), 119-120, 184, 192, 194
sistema nervioso simpático (SNS), 119, 182
SpO2 (saturación de oxígeno), 54-55
Stone, Linda, 53
suspiros, 137-138

tensión al volante, 139-140
terapia emocional, 18
toma de decisiones, 150-151
Tonkov, Giten, 205
torácica, respiración, 49
observación visual, 61
torsión de columna, 85-87
variante sentado, 86-87
torsiones de pectorales, 75
tranquilizantes de noche, 125-132
Transformacional, respiración 32-33, 201-202
tráquea, 34

variabilidad de la frecuencia cardíaca, 120-121
Ventaja del Oxígeno (Oxygen Advantage®), 164-167
visualización, 180-181, 184
y dolor, 180-181
ensayo mental, 148-149
volumen respiratorio (BV), escala de, 110-111

Walker, doctor Matthew, 125
Weil, doctor Andrew, 18, 129

En esta misma editorial

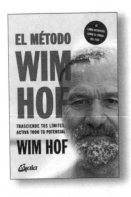

EL MÉTODO WIM HOF
Trasciende tus límites, activa todo tu potencial
WIM HOF

Este pionero defensor del potencial humano presenta en *El método Wim Hof* una técnica que cualquier persona —joven o de edad avanzada, sana o enferma— podrá emplear para sanar sus dolencias y recargarse al máximo de fuerza, vitalidad y felicidad.

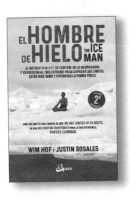

EL HOMBRE DE HIELO
THE ICEMAN
El método Wim Hof de control de la respiración y exposición al frío extremo para superar los límites, estar más sano y potenciar la forma física
WIM HOF Y JUSTIN ROSALES

El Hombre de Hielo es una obra creada por Wim Hof y Justin Rosales para mostrar al mundo que cualquier persona tiene la capacidad de convertirse en hombre o mujer de hielo.

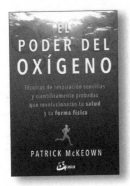

EL PODER DEL OXÍGENO
Técnicas de respiración sencillas y científicamente probadas que revolucionarán tu salud y tu forma física
PATRICK MCKEOWN

Tanto si estás practicando alguna actividad física moderada para evitar el sedentarismo como si eres un deportista consumado, esta sencilla y revolucionaria técnica respiratoria, basada en el método Buteyko, incrementará la cantidad de oxígeno que tu cuerpo es capaz de asimilar, mejorará tu estado de salud, aumentará tu rendimiento físico, equilibrará tu sistema nervioso y, además, te ayudará a adelgazar.

En esta misma editorial

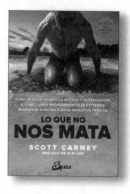

LO QUE NO NOS MATA

Cómo el agua helada, la altitud extrema y la exposición a condiciones medioambientales extremas regeneran nuestra fuerza evolutiva perdida

SCOTT CARNEY

Con ayuda de Wim Hof, gurú del entrenamiento extremo, y respaldado por reveladores testimonios de otros compañeros de aventura, Carney relata su propio viaje transformador más allá de los límites de su cuerpo y de su mente.

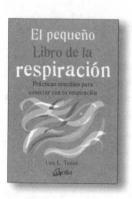

EL PEQUEÑO LIBRO DE LA RESPIRACIÓN

Prácticas sencillas para conectar con tu respiración

UNA L. TUDOR

Con un estilo accesible, cada capítulo aborda diferentes aspectos del mundo cotidiano que suelen resultarnos abrumadores, y propone ejercicios y consejos para afrontarlos mejor a través de la respiración.

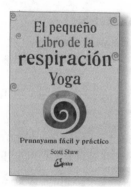

EL PEQUEÑO LIBRO DE LA RESPIRACIÓN YOGA

Pranayama fácil y práctico

SCOTT SHAW

El pequeño libro de la respiración yoga transmite la esencia del pranayama y propone una serie de ejercicios simples pero efectivos adaptados a la vida occidental actual.